# 热玛吉抗衰
## 操作指南

**主编：柳 盈 陶斯静 余 燕**
**主审：齐显龙**

北方联合出版传媒（集团）股份有限公司
辽宁科学技术出版社
·沈 阳·

**图书在版编目 (CIP) 数据**

热玛吉抗衰操作指南 / 柳盈 , 陶斯静 , 余燕主编 . —
沈阳 : 辽宁科学技术出版社 , 2021.9
　ISBN 978-7-5591-2113-4

　Ⅰ . ①热… Ⅱ . ①柳… ②陶… ③余… Ⅲ . ①面—抗
衰老—基本知识 Ⅳ . ① R339.3

中国版本图书馆 CIP 数据核字（2021）第 122803 号

出版发行 : 辽宁科学技术出版社
　　　　　（地址 : 沈阳市和平区十一纬路 25 号　邮编 : 110003）
印 刷 者 : 辽宁新华印务有限公司
经 销 者 : 各地新华书店
幅面尺寸 : 210mm × 285mm
印　　张 : 10.75
字　　数 : 260 千字
插　　页 : 4
出版时间 : 2021 年 9 月第 1 版
印刷时间 : 2021 年 9 月第 1 次印刷
责任编辑 : 凌　敏
封面设计 : 魔杰设计
版式设计 : 袁　舒
责任校对 : 栗　勇

书　　号 : ISBN 978-7-5591-2113-4
定　　价 : 168.00 元

联系电话 : 024-23284363
邮购热线 : 024-23284502
E-mail:lingmin19@163.com
http://www.lnkj.com.cn

# 主审介绍

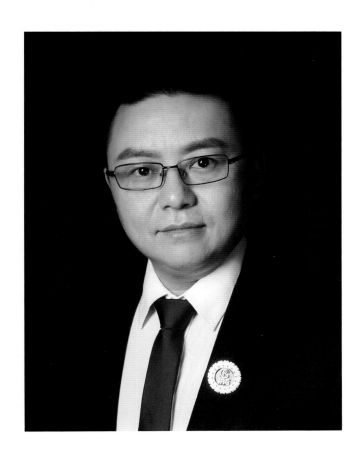

　　齐显龙，第四军医大学皮肤病学博士，副主任医师。先后担任的学术职务：中华医学会医学美学与美容分会皮肤美容学组委员、中国医师协会美容与整形医师分会激光亚专业委员会委员、中国整形美容协会激光美容分会委员、中西医结合学会医学美容分会激光亚专业委员会委员、中华临床医学会皮肤美容分会副主任委员、中国整合医学美容学会会长。创立龙成医疗美容连锁诊所并担任技术总监。发表中英文论文数十篇，主编《皮肤科医生教你选择化妆品》《敏感皮肤保养和诊疗》，副主译《化学换肤、微晶磨削和医学护肤品》；曾负责国家继续教育项目（敏感皮肤诊疗技术学习班（20134204120016）、皮肤非手术美容研讨班（20134204120015））；负责国家自然科学基金项目1项（31000073），专业特长：敏感皮肤、整合抗衰老、痤疮、微整形。

# 主编介绍

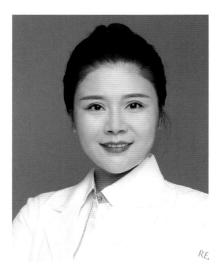

柳盈，毕业于大连医科大学，皮肤美容主治医师，皮肤美容主诊医师，杭州薇琳医疗美容医院无创中心院长。从事本专业近20年，曾参与《微整形注射并发症》《现代皮肤病与性病学》《肉毒毒素注射与临床美学实践》《微整形注射指导手册》书籍的编写及翻译工作。作为亚洲医学美容协会委员、中国整形美容协会医美线技术分会理事、泛亚地区面部整形与重建外科学会中国分会微创抗衰老委员会委员、中国医师协会美容与整形医师分会整形亚专业委员会委员，多年来一直致力于推动医疗美容技术的发展和推广。热玛吉中国首批认证医师，艾尔建临床培训导师，悦升线认证临床培训专家，强生鱼骨线"力量大使"全国十二强获得者，新氧绿宝石榜单上榜专家。在多年临床工作中结合国内外先进临床研究和自身技术经验，利用激光抗衰技术与无创注射技术、线雕技术相结合创建面部结构性抗衰鸡尾酒疗法，实现面部结构性、立体性，多层次、多平面全层抗衰。

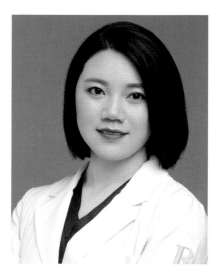

陶斯静，武汉大学临床医学（七年制中法联培）硕士，皮肤主治医师，皮肤美容主诊医师，杭州薇琳医疗美容医院美容皮肤科副院长，从事皮肤医疗美容工作8年，发表国家核心期刊文章数篇。

现任中国整形美容协会抗衰老专业委员会理事、中国整形美容协会皮肤管理专业委员会委员、中国整形美容协会微针专业委员会委员、中国整形美容协会微创与皮肤美容专业委员会委员。

从业8年来致力于研究皮肤健康与皮肤美学的关系，致力于皮肤抗衰及美容专业知识的分享与科普，擅长综合光、声、电、美塑疗法等，基于皮肤生理结构与老化改变，为求美者提供全层次、全肤质、全进程的综合年轻化解决方案。

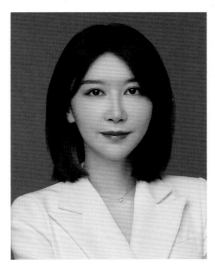

　　余燕，毕业于武汉大学医学院。杭州薇琳医疗美容医院非手术中心护理部负责人，从事医美临床工作近 10 年，曾与国内外知名皮肤科及微整科专家共同协作。从事多年临床护理工作，在日常工作中致力于无痛化治疗管理以及优化客户管理结构，术前术后护理流程，优化科室流程以及服务工作。在保证医疗质量的同时，尽可能地提高客户舒适度，增加客户对医院对治疗的满意度。针对客户术后管理制定优化分类管理，做到合理、合情、合适回访，追踪客户术后反应，有效管理客户术后满意度及增加客户黏性。

# 编者介绍

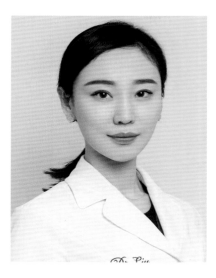

刘小娇，成都美绽美医疗美容医院非手术中心院长，天使之翼医美品牌联合创始人。皮肤病学硕士研究生，主治医师，原中国解放军空军总医院激光医学中心医师。中国整形美容协会海峡两岸分会委员、四川省整形美容协会皮肤分会副会长、四川省整形美容协会微整形与抗衰老分会理事、中国台湾形体美容整合医学会委员、中国非公立医疗机构协会整形与美容专业委员会激光美容学组委员。参与翻译《肉毒素注射与临床美学实践》《微整形注射指导手册——肉毒素与填充剂的注射》《性美学与功能私密整形图谱》。乔雅登保妥适专家讲师，Fotona大中华区临床指导专家，悦色童颜针指导专家，公主玻尿酸指导专家，四川省整形美容协会先进个人，中国整形美容协会海峡两岸分会讲师，第二届医美之都高峰论坛讲师。

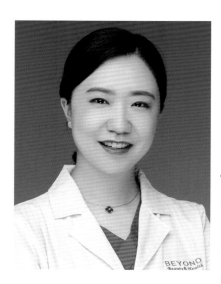

王颖，广州贝漾美天医疗美容门诊部院长 & 创始人，云医荟医联体医生集团创始人。第一军医大学皮肤病学硕士研究生，原南部战区总医院皮肤科主治医师。中国整形美容协会海峡两岸分会委员秘书、广东省整形美容协会青年学术委员会常委、广东省医学会皮肤性病分会激光治疗组委员、美国医学美容外科协会委员。从事皮肤科专业16年，曾研究"广东省科技计划项目"基金课题，在《中华皮肤科杂志》《中国美容医学杂志》《临床皮肤病学杂志》等期刊上发表多篇论文。为艾尔建乔雅登 & 保妥适注射培训导师，高德美瑞蓝系列产品培训导师，Thermage热玛吉操作认证医师、培训导师、认证考官，Clear+Brilliant素颜光操作认证医师、培训导师，Jeisys黄金微针操作认证医师，miraDry清新微波操作认证医师，擅长皮肤激光及无创注射综合抗衰治疗。

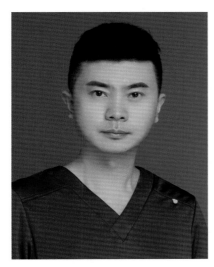

关世超，美容外科专家。中国首批取得美容主诊医师资格之一，取得国家整形美容副主任医师资格认证。中华医师协会整形美容分会会员，大连达美元辰美容机构技术院长，中原精准健康公司及优赛项目首席美容专家。曾在北京整形医院，上海九院进修学习，并多次到美国、韩国参加国际学术会议交流。在国内外学术期刊发表文章。专心致美，勤学精诚。擅长体型雕塑、脂肪移植、线雕微创以及手术抗衰、综合隆鼻、综合眼部美容手术。

## 友情支持

刘静，毕业于武汉大学医学院，从事医疗美容工作 9 年余。原杭州薇琳非手术中心运营。擅长搭建皮肤科和微整形科以顾客为中心的体验接待流程及皮肤科组织架构和精细化管理，优化搭建皮肤科和微整科项目结构体系及双科室精细化管理细则。

# 致　谢

谨以此书献给为了皮肤抗衰事业而努力的所有医美同仁。

感谢朱雪珍、范如意、杨姮、曹姗姗在本书成书过程中作出的无私贡献。

感谢 Fotona、EndyMED 中国、科医人、Candela、Alma、赛诺秀、艾尔建、爱美客等设备及药品厂商在本书编纂过程中无私提供文献资料及内容授权。

本书所有图片资料皆已取得授权并由美工重新制图，若仍因疏忽存在任何版权问题，请及时与编者联系。还有因部分图片无法联系到版权所有人，如有涉及可与编者联系。

# 序

自 1868 年 Darsonval 首次将射频技术用于活体组织以来，射频技术在临床治疗中已经得到非常广泛的应用。近 20 年来，随着基础学科的不断发展和临床研究的不断深入，射频技术飞速发展，射频的发射方式逐渐多样化，单极、双极，甚至多极射频到冷却电极，广泛地应用于心脏病学、神经病学、肿瘤医学等多个领域。

2002 年 FDA 批准由美国 THERMAGE 公司的 Manj T.Abrahan 发明的 ThermaCool 技术用于临床后，射频技术开始正式用于皮肤美容领域，并迅速在国内外普及。

Solta 公司在 2002 年底推出了第一代热玛吉 TC3，具有祛皱、改善皮肤松弛和老化、改善肤质等作用，开启了用单极射频进行面部年轻化治疗新的里程碑。此后至今，热玛吉的核心技术数次迭代，其临床效果、舒适度、安全性等指标逐代改善，与此同时，热玛吉也逐渐进入中国正在飞速发展着的医美市场，进入了广大关注着面部年轻化新方法的医师与求美者的视线。

尤其是 2020 年度，越来越多的年轻人对美的追求、对衰老的恐慌被新媒体、自媒体等传播方式反复轰炸发酵，热玛吉成为非常受求美者关注和青睐的抗衰方案。

虽然热玛吉已经有非常广泛的市场，甚至逐渐成为很多求美者热捧的项目，但如果治疗者对其原理理解不清，对能量等级设置不当，对求美者术中的疼通反馈过于紧张或失之疏忽，都有可能导致治疗过于温和而使效果不佳，或治疗强度过高，而出现"水疱""烫伤"等不良反应，有悖于热玛吉抗衰治疗"安全、有效"的初衷。因而柳盈医师、陶斯静医师、余燕护师主编，多位医师共同参与编写了这本《热玛吉抗衰操作指南》。我们认为这本书很好地为广大医美工作者和愿意选择热玛吉作为保持年轻面容的求美者提供了系统的总结与指导。

本书总结了数位医师与医美护理人员的临床经验，系统阐述了热玛吉的理论基础、相关概念、作用机制、操作流程等，尤其重点阐述了如何选择合适的适应证，如何挑选合适的求美者，合理评估求美者的具体情况以设置治疗参数，以尽可能减少不良反应的发生并提高治疗效果。

值得关注的是，本书详细介绍了与面部年轻化需求紧密相关的其他声、光、电、美塑、注射、线雕等治疗方法与热玛吉之间的区别与结合方案，为综合面部年轻化提供了很好的范例与思路。

　　本书作为国内第一本关于热玛吉抗衰治疗的专业图书，编者们在编写时，坚持客观科学的视角和极强的专业性，是作者们长期医疗美容临床工作经验的凝练与总结。

　　我们非常欣慰，也非常感谢，越来越多的年轻医师愿意宵衣旰食、夙兴夜寐，将自己的宝贵经验分享出来，为医疗美容行业的规范与良性发展贡献力量。

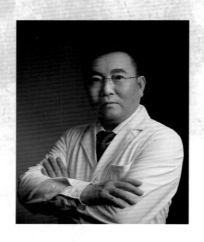
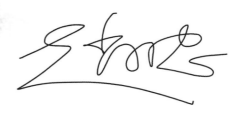

　　赵小忠，医学博士，主任医师。原空军总医院激光整形美容中心激光科主任。现为北京小忠丽格医疗美容门诊部创始人。1997年以来着重从事皮肤激光医学临床及科研工作，是国内最早开展新型激光治疗的专家之一。在国内享有较高知名度，曾获军队科技进步三等奖一项，发表论文十余篇。

# 目 录
## CONTENTS

## 第五部分 热玛吉及射频技术新进展

# 第一部分
# 射频医学与美容抗衰

# 第一章　射频的概念

*执笔：陶斯静　审校：齐显龙*

## 1　电磁场和电磁波

　　电磁场包含电场与磁场两个方面，分别用电场强度 $E$（或电位移 $D$）及磁通密度 $B$（或磁场强度 $H$）表示其特性。按照麦克斯韦的电磁场理论，这两部分是紧密相依的。时变的电场会引起磁场，时变的磁场也会引起电场。电磁场的场源随时间变化时，其电场与磁场互相激励导致电磁场的运动而形成电磁波。

　　电磁波是由同相且互相垂直的电场与磁场在空间中衍生发射的振荡粒子波，是以波动的形式传播的电磁场，具有波粒二象性，由同相振荡且互相垂直的电场与磁场在空间中以波的形式移动。电磁波伴随的电场方向、磁场方向、传播方向三者互相垂直，因此电磁波是横波，其传播方向垂直于电场与磁场构成的平面（图 1-1）。当其能阶跃迁过辐射临界点时，便以光的形式向外辐射，此阶段波体为光子，太阳光便是电磁波的一种可见的辐射形态。

　　电磁波不依靠介质传播，在真空中，电磁波的传播速度与光速相等，为 $c=3 \times 10^8 \mathrm{m/s}$。电磁波的行进还伴随着功率的输送，并随着时间呈正弦变化。

　　简单来说，电磁波是能量的一种，凡是高于绝对零度的物体，都会释放出电磁波。且温度越高，放出的电磁波波长就越短。人们也看不见无处不在的电磁波。电磁波就是这样一位与人类素未谋面的"朋友"。

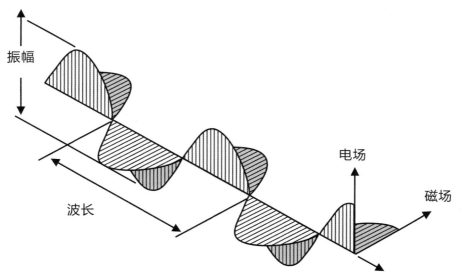

图 1-1　电磁波的传播方向

## 2　电磁波频率

频率是电磁波的重要特性。按正弦电磁波在自由空间中的波长 $\lambda$ 或频率 $f$（$\lambda f=c=3\times10^{8}\text{m/s}$）的顺序排列而成的表称为电磁波频谱。

为了方便，常把波谱分成频段或波段，如**表 1-1** 所示。电磁辐射由低频率到高频率主要分为：无线电波、微波、红外线、可见光、紫外线、X 射线和 γ 射线。300GHz 以上，便依次进入远红外、可见光、X 射线和 γ 射线区域。其中人眼可接收到的电磁波，称为可见光（波长为 380 ～ 780nm）。

表 1-1　电磁频段（波段）名称及频率范围

| 波段名称 | 频段名称 | 波段范围 | 频率范围 |
| --- | --- | --- | --- |
| 超长波 | 甚低频（VLF） | $10^5$ ～ $10^4$ m | 3 ～ 30 kHz |
| 长波 | 低频（LF） | $10^4$ ～ $10^3$ m | 30 ～ 300 kHz |
| 中波 | 中频（MF） | $10^3$ ～ $10^2$ m | 300 ～ 3000 kHz |
| 短波 | 高频（HF） | $10^2$ ～ 10 m | 3 ～ 30 MHz |
| 超短波 | 甚高频（VHF） | 10 ～ 1 m | 30 ～ 300 MHz |
| 微波 | 特高频（UHF） | 100 ～ 10 cm | 300 ～ 3000 MHz |
| | 超高频（SHF） | 10 ～ 1 cm | 3 ～ 30 GHz |
| | 极高频（EHF） | 10 ～ 1 mm | 30 ～ 300 GHz |
| | 超级高频 | < 1mm | > 300 GHz |

通常意义上所指有电磁辐射特性的电磁波是指无线电波、微波、红外线、可见光、紫外线。而 X 射线及 γ 射线通常被认为是放射性的辐射。

**图 1-2** 所示即为电磁波频谱图，从事皮肤美容工作的医务工作者对此都不陌生，这个频谱图在我们谈到激光、强脉冲光时常常出现，如今我们谈到射频，我们仍需要用到这张频谱图，帮我们准确地定义什么是射频。

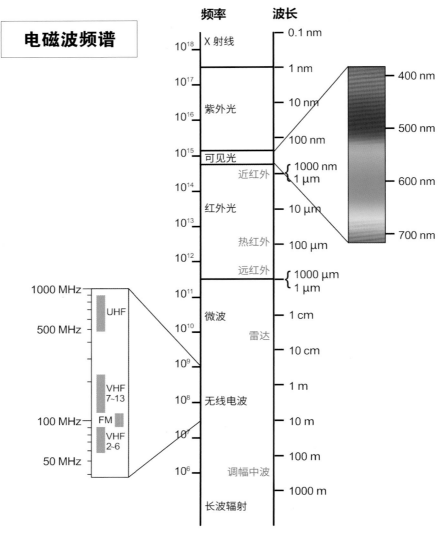

图 1-2   电磁波频谱图

## 3   射频的定义

　　射频（RF）是 Radio Frequency 的缩写，即射频电流，是一种高频交流变化电磁波的简称，表示可以辐射到空间的电磁频率。本质上，射频与激光、强脉冲光、可见光都一样属于"电磁波"。

　　在电磁波频率低于 100kHz 时，电磁波会被地表吸收，不能形成有效的传输；当电磁波频率高于 100kHz 时，电磁波可以在空气中传播，并经大气层外缘的电离层反射，形成远距离传输能力。

　　我们把这种频率范围在 300kHz ～ 300GHz 之间、具有远距离传输能力的高频电磁波称为射频。

　　一般来说，我们把每秒变化小于 1000 次的交流电称为低频电流，大于 10 000 次的交流电称为高频电流，而射频就是这样一种高频电流。射频（300kHz ～ 300GHz）是高频（大于 10 kHz）的较高频段，微波频段（300MHz ～ 3000GHz）又是射频的较高频段。

# 第二章 射频与医疗

*执笔：陶斯静 审校：齐显龙*

人体是一个导体。人体的器官和组织都存在微弱的电磁场，它们是稳定和有序的，一旦受到外界某些频率电磁波的干扰，处于平衡状态的微弱电磁场就可能发生变化——这些变化有好的变化，也有坏的变化，从而对人体的功能产生正面或负面的影响。

现代医学的发展往往得益于基础学科的发展，随着我们对各类电磁波的原理与作用越来越了如指掌，电磁波在医学领域也逐渐扮演着越来越重要的角色：我们合理地利用着这些正面的促进作用维护着机体的美丽与健康，也恰如其分地将一些负面的影响靶向性地施加于各类疾病与异常。

人们利用红外线的热效应来缓解疼痛、促进康复；从可见光区精确地分离出 LED 红、蓝、黄光，或是与部分不可见光一起通过强脉冲发射的方式成为 IPL 用于皮肤美容与治疗；用单相性的激光来击碎皮肤上过多的色素来治疗色斑；用长波长的不可见光来对皮肤组织进行剥脱与重建；利用 X 射线的穿透效应进行医学诊断；利用 γ 射线的放射性去治疗肿瘤。

当人们将目光聚焦在射频，也就是频率在 300kHz ~ 300GHz 这个区间内的高频电磁波的时候，它又能如何改变我们的临床医学行为呢？

## 1 射频的原理与其生物效应

### 1.1 射频的工作原理及其影响因素

高频电磁波和生物组织的互相作用，除了与电磁波的频率、波长、作用时间等相关之外，也与组织的介质参数、组织类别、基础温度、固有频率等有关。组织内种种变量使介质在外加电场时会产生感应电荷而削弱电场，这个原外加电场（真空中）与最终介质中电场比值即为介电常数。介电常数与外加电磁场的频率决定了电磁波深入生物体组织的深度。

简而言之，组织中内电磁场的大小，与外加场的频率、强度、极化等有关，也与组织的形态、大小、性质、电参数等有关，还与外加场与组织的相对位置、附近是否存在其他导体等相关——对于复杂的生物体，如人体，内部电场的估算是非常复杂的。

与本质同为电磁波的激光的选择性光热原理不同，射频电流是受电阻影响而转化成热能的。

人体组织是一个导电体，当射频电流经人体通过组织时，组织对射频电流的阻力使组织内的电解质离子发生极化而瞬间产生快速振荡，从而在电极之间产生一种急剧的、沿电力线方向的来回移动与振动，因各种离子的大小、质量、电荷、移动速度均不相同，在振动的过程中相互摩擦或与周围组织及介质摩擦，产生热能，称为选择性电热作用。

目前，医用射频常采用 200 ~ 750kHz，在这样的频率下，病变组织的阻抗表现为纯电阻性，射频电流通过电阻产生的热量可按照如下公式进行估算：

$$Q = 0.24I^2Rt$$

公式中，$I$ 为流经人体某点的电流强度，$R$ 为该点的电阻，$t$ 为电流作用的时间。

基于电极头的面积很小，与体表面积相差数百倍，因此可认为电极头处的电极密度比参考电极板大数百倍，其产生的热量在生物组织中的分布规律可按下述公式进行估算：

$$Q = 0.24 \times l/r^4 \times I^2Rt$$

公式中，$r$ 为人体某点与电极头的距离，$I$ 为电极头处的电流强度。由此可知，热量与深度的四次方成反比，随着深度增加，热量的衰减是非常明显的。

## 1.2 射频的工作模式

### 1.2.1 标准射频模式

理论上讲，射频电能几乎全集中于电极头附近，其治疗深度应该是表浅的，但由于热传导作用，电极头附近的高热量将传导到组织深层，血液的流动也会带走电极头外表的热量，因此电极头接触处的生物组织表面温度不会很高，而内部温度却因为能量的向内传导与不断积累而逐渐上升，并逐渐向更深层的组织扩散，最终达到平衡。这同时也是单极射频的组织加热原理。

当射频电流的强度足够大、频率很高、极性交换极快的时候，热能大量在组织内进行累积，作用于靶组织，从而破坏细胞：或使细胞汽化，或使组织收缩。这也是标准的 RF 射频治疗仪通常具有的工作模式之一：标准射频模式，或称射频热凝或射频损毁模式（Radiofrequency ablation, RFA）。RFA 是通过在治疗区域产生恒定的高频电流使局部温度持续升高，产生永久性损害，从而又称之为热凝固术（Thermocoagulation）。

单极射频凝固区直径最大达 1.6cm；多极射频有多极弧形电极，电极置入绝缘鞘内，可形成直径 2.0 ~ 5.5 cm 的电极丛，单次组织凝固直径可达 6.0cm。

### 1.2.2 脉冲射频工作模式

射频的另一种常用工作模式是脉冲射频（Pulsed radiofrequency, PRF）。PRF 则是利用脉冲式发射的高频率、高电压电流在治疗区域产生电压波动，在此过程中局部组织温度低幅度升高。由于电流产生的热量可以在两次脉冲之间进行消散，所以不会使局部温度持续、不可控地升高，从而产生了呈周期性的、短暂的调节作用。研究表明，PRF 产生的急性效应具有可逆性、神经损伤小等特点。

### 1.2.3 双极或者多极射频

实际临床使用中又可采用双极或多极射频，由两个或多个电极形成射频回路，可产生更加广泛的射频治疗范围。但因射频穿透深度为两个电极之间距离的一半，双极射频往往在追求治疗范围的同时牺牲了治疗深度。

### 1.3　射频的生物热效应原理

（1）射频作用于生物体后，可使血管扩张，血液和淋巴系统循环加快，毛细血管壁和细胞膜通透性增加，细胞内酶活性提高，新陈代谢加速，机体免疫系统功能增强。

（2）适当的升温抑制与杀灭某些病原微生物，从而达到改善炎症反应、消除组织水肿的作用。

（3）射频通过 PRF 的神经调节作用，降低外周感觉神经末梢的兴奋性，降低肌肉与纤维结缔组织的张力，可以帮助解痉、止痛。

（4）射频改善胶原纤维的排列，促进重构，在一定程度上帮助软化瘢痕组织。

## 2　射频在临床医学中的应用

### 2.1　射频与疼痛管理

周围感觉神经存在两类不同直径的纤维：第一类是直径为 3 ～ 4μm 髓鞘的 Aδ 纤维及直径为 0.5 ～ 2μm 的无髓鞘的 C 纤维，主司痛觉、温觉传递，它们对热的耐受性差，温度高于 60℃时易受破坏；第二类是直径为 6 ～ 17μm 的 Aα、Aβ 纤维，主司触觉传递，对热的耐受性较强，即使温度高达 80℃仍然能保持其传导功能。

温度为 41 ～ 45℃时，神经纤维开始出现传导阻滞；60℃时，感受痛觉、温觉的 Aδ 纤维和 C 纤维传导被阻滞；70 ～ 75℃时，Aδ 纤维和 C 纤维会被破坏但传导触觉的 Aα、Aβ 纤维的功能仍然被保留下来；而温度高于 80℃会无选择性地破坏所有神经纤维。

Latcher 等认为射频电流通过产热导致组织变性，所以射频电流与温度对神经纤维复合动作电位的影响是一致的。Kleef 和 Slappendel 在持续 90s 射频热凝的研究中发现，当射频热凝的温度大于 45℃时，即可引起神经传导阻滞，从而治疗慢性疼痛。

20 世纪 50 年代初，Hunsperger 和 Wyss 最先进行了射频热凝技术用于治疗腰椎间盘突出症的实验研究。

20 世纪 60 年代中期，Rosomoff 首创了经皮前外侧入路定位射频脊髓毁损术用于治疗顽固性疼痛。

20 世纪 70 年代中期，Shealy 首次实施腰段小关节神经毁损术。

20 世纪 80 年代初，Sluijter 在 X 线透视下进行了脊神经痛综合征的射频毁损治疗。

20 世纪 90 年代，Wikinson 和 Stolker 相继进行了经皮脊髓终端交感神经以及椎间孔胸段神经节的射频切除术。

1997 年荷兰医师 Sluijter 和工程师 Rittman 首先提出脉冲射频（Pulsedradiofrequency，PRF）技术，因其不毁损神经，不出现神经热离断所造成的感觉减退、酸痛、灼痛和运动障碍，又具有显著疗效，因而在疼痛疾病治疗方面拥有巨大潜力和应用价值，是对传统的射频治疗技术的进一步发展和补充。经过多年的持续改进和发展，射频治疗技术的临床应用范围不断扩大，现已成为治疗多种顽固性疼痛的有效手段。

近年来经过临床医师和科研人员的深入研究，许多新的射频治疗模式不断涌现，如单极、双极水冷射频，单极、双极手动，脉冲射频，四针射频等，都取得了很好的疗效。

## 2.2　射频消融与心律失常

射频消融是通过股动静脉、颈内静脉、锁骨下静脉的途径，把电极导管插入心脏，用电生理标测技术找到心脏内异常电传导通道或异位搏动点，利用大头导管顶端的电极在心肌组织内产生阻力性电热效应，使心肌细胞干燥坏死，从而达到治疗快速性心律失常的目的。

1987 年 S.K. Huang 等在动物试验中证实射频电能可安全地消融房室结，造成完全性房室阻滞，1989 年正式将此发现应用于人体，从此开始了射频消融根治心律失常的新篇章。

如今，射频消融早已成为房室结折返性心动过缓、房室折返性心动过速、局灶性房速、峡部依赖性房扑、特发性室速等快速性心律失常的一线治疗手段，对顽固性室性早搏和不适当窦性心动过速也显出高度的有效性与治愈性，也成为房颤等室上性心动过速疾病的重要治疗方式。

## 2.3　射频消融与肿瘤医学

我们知道，在射频电流的持续高频振荡下，离子相互碰撞而产热，使靶组织发生热损伤，进而凝固、汽化，是 RFA 的主要工作原理。而由于癌细胞组织散热差，其温度高于它邻近的正常组织，再加上癌细胞组织对高热敏感，我们就能用高热能杀灭癌细胞组织，而尽可能少地损伤其邻近正常组织，这是射频消融技术应用于肿瘤医学的理论基础。

研究表明 RFA 能够通过局部的凝固性坏死刺激局部炎性反应，增加肿瘤特异性 T 细胞的免疫反应，经 RFA 的肝癌组织相对于未行 RFA 肝癌组织和正常肝组织，能够通过暴露肿瘤抗原、促进抗原呈递细胞成熟而促进肝癌特异性 T 细胞反应。闫景彬等发现 RFA 治疗后机体抗肿瘤免疫功能短时间内有明显改善，能产生较为明显的 Thl 型免疫应答，显著提高患者机体的抗肝癌免疫功能。

因此，射频消融术还常用于治疗不可切除的肝肿瘤、处理等待肝移植的患者、治疗部分肝切除后的肝癌复发。

除了治疗肝脏肿瘤外，RFA 技术近来也成功地用来治疗肺癌、胰腺癌以及乳腺、肾上腺、肾脏、腹膜后肿瘤以及骨肿瘤（骨转移癌）等实体肿瘤，取得了良好效果。

## 2.4　射频与妇科领域

### 2.4.1　治疗外阴尖锐湿疣和外阴炎症

前庭大腺囊肿、脓肿及外阴湿疣等是妇科常见病、多发病，治疗方法较多，但容易复发。射频治疗具有较高的治愈率，且有手术时间短，不需缝合，出血少，能保留腺体功能等优点。

### 2.4.2　治疗子宫肌瘤

B 超介入射频自凝刀治疗子宫肌瘤为局部靶点治疗，区域选择性更高，可直接作用于肌瘤细胞，使肌瘤组织发生不可逆的空泡变性及凝固性坏死，血管聚集闭塞、血栓形成、神经组织细胞的损伤，肌瘤组织雌激素受体、孕激素受体的表达丧失及表达减弱，炎症反应及局部免疫功能变化等多种作用，最后使瘤体自行缩小和消失。

### 2.4.3　治疗宫颈息肉及宫颈黏膜下肌瘤

射频治疗宫颈息肉及宫颈黏膜下肌瘤，疗效好，定位准确，创面愈合快，修复后无瘢痕形成和挛缩等并发症，宫颈管更显圆滑通畅。

### 2.4.4　治疗功能性子宫出血

功能性子宫出血的传统治疗方法为用药缓解症状或刮宫手术治疗、保守治疗无效或药物副作用严重时，常须考虑切除子宫。射频消融疗法，则用子宫内膜刮凝刀在刮凝子宫内膜功能层的同时电凝消融基底层及浅肌层，使其发生不可逆性变性、凝固、坏死，而后被机体吸收或脱落排出，在不干扰机体神经内分泌功能及破坏生殖系统基本结构的前提下，从根本上解决子宫出血的问题。

# 第三章　射频与美容抗衰

执笔：陶斯静　审校：齐显龙

## 1　射频应用于皮肤美容领域的理论基础

自 2002 年 FDA 批准由美国 THERMAGE 公司的 Manj T.Abrahan 发明的 ThermaCool 技术用于临床后，射频技术开始正式用于皮肤美容领域，并迅速在国内外普及。

射频技术用于皮肤美容领域具有祛皱、改善皮肤松弛和老化、改善肤质等作用，通过重塑和收紧皮肤深层来发挥其作用，弥补了前 3 代皮肤年轻化技术（物理与化学剥脱技术、激光技术与强脉冲光技术）难以改善的皮肤深层的不足，为皮肤年轻化美容技术的发展提供了一个新的可能。

当射频高频电流通过皮肤时，通过对电子运动的作用使得皮肤深层产生柱状分布的加热效应。体内研究表明，这种柱状分布的选择性加热可以产生双重作用。首先，当热能破坏真皮层细胞基质中胶原蛋白分子中的氢键时，能改变胶原分子中的三螺旋结构，从而使胶原蛋白分子的三维结构发生改变，产生即刻的收缩效应；另外组织的热损伤可启动皮肤的损伤后再修复机制，激发真皮层成纤维细胞的活性，促进新的胶原蛋白生成，最终引起真皮层的重建与增厚。

Hruza 报道射频治疗 2 周后，成纤维细胞即开始释放细胞因子和生长因子，后者可促进胶原蛋白和弹性蛋白的形成；12 周后，真皮浅层排列规整的弹性蛋白和胶原纤维开始逐步取代原先的弹性组织。

Zelickson 在研究中发现，组织中 I 型胶原蛋白 mRNA 的表达在治疗开始后稳步上升，而胶原蛋白损伤所引起的胶原蛋白合成发生在损伤后的 2 ~ 6 个月甚至更久。治疗 4 个月后的组织标本显示，表皮层与真皮乳头层增厚，并且伴随皮脂腺的收缩。同时动物试验也表明射频治疗仪能使浅到真皮乳头层、深致皮下脂肪层的胶原蛋白都得到加热。

另外，研究表明，射频电流作用后产生一种反向的温度梯度，使表皮下方的组织比表皮有更明显的温度升高，可在深层皮肤甚至皮下组织呈柱状加热与收紧，在达到治疗目的的同时，保护表皮层防止表皮热损伤。

除此之外，根据射频的生物热效应原理，射频作用于生物体后，可使血管扩张，血液和淋巴系统循环加快，毛细血管壁和细胞膜通透性增加，细胞内酶活性提高，新陈代谢加速，机体免疫系统功能增强，同时，适当的升温抑制与杀灭某些病原微生物，从而达到改善炎症反应、消除组织水肿的作用。同时，射频通过 PRF 的神经调节作用，降低外周感觉神经末梢的兴奋性，降低肌肉与纤维结缔组织的张力，可以帮助解痉、止痛，并帮助软化瘢痕组织。

这些效应为射频技术广泛地应用在皮肤美容领域，为治疗皮肤老化、炎性痤疮、瘢痕等损容性皮肤问题提供了理论依据。

## 2  射频在皮肤美容科中的应用

### 2.1  焕肤和紧肤

焕肤和紧肤是射频技术在皮肤美容领域中应用最早、使用最多的部分，也是本书后续将要重点探讨的内容。近年来不少学者对射频用于焕肤和紧肤的临床疗效及安全性进行了多中心的前瞻性评价研究，证明射频技术不仅可拉紧面颈部皮肤、改善眶周皱纹、提升眉部皮肤，而且对臀部、腹部、乳房等部位的皮肤松垂和皱纹也有不错的临床效果，并发现，皮肤越年轻、治疗能量越高、治疗的面积越大、次数越多时，治疗作用通常越明显。

### 2.2  改善痤疮

研究表明，射频治疗后皮肤收紧、皮肤毛孔缩小、痤疮减少。射频电流通过人体组织时可产生大量热能，使痤疮丙酸杆菌的生长受到抑制，局部血液循环增加，加快局部炎症物质吸收，促进活动期痤疮炎症的消退；高频电流刺激可调节局部神经刺激反应能力和提高局部免疫能力，加强痤疮的治疗效果；同时，高频电流的热能可达真皮层甚至皮下，热作用使皮脂腺萎缩，皮脂腺分泌功能受到抑制，痤疮进一步改善。虽然射频是一种新型的、安全有效的治疗严重性痤疮的补充及替代疗法，但无论是与传统的清洁、外用内服抗生素、口服雌激素等方法相比，还是与近年来风靡的美塑疗法相比，优势都不大，推荐作为常规疗法之外的辅助措施，或当作皮肤年轻化治疗中的"意外之喜"。

### 2.3  瘢痕修复

射频产生的热量可增强新陈代谢、促进纤维细胞产生新的胶原蛋白纤维，进而帮助瘢痕组织重塑。近些年双极射频、微针射频或点阵射频的开发与使用使得射频在瘢痕重建尤其是面部痤疮瘢痕修复中取得了很大的进展。其中特别对冰凿状和隆起的瘢痕效果较好，而对萎缩性瘢痕疗效较差。对于萎缩性瘢痕而言，其真皮层萎缩致成纤维细胞数量大大减少，产生的胶原蛋白纤维有限，故症状改善不明显，有效率偏低。

关于双极射频与点阵射频，本章下一小节会做详细叙述。

## 2.4 应用于皮肤移植、皮肤肿瘤及血管病变

研究表明，射频具有无压力切割功能和良好的凝固、止血作用，且不损伤深层组织。因此好多学者将其用于切除移植物、移植床的打孔。尤其适用于白癜风患者的自体表皮移植术，它较传统的负压吸疱法、液氮冷冻起疱法及高速皮肤磨削法等在白斑去除表皮方面占明显优势。这种俗称为细胞刀的切割技术，同时亦可应用于皮肤肿瘤，尤其用于皮肤多发性或巨大肿瘤的治疗。其无压力的切割有利于防止切割时导致肿瘤转移的可能。

另外射频产生的热量可以使肿瘤营养血管闭塞，使肿瘤缩小或消除。同时射频技术亦可用于治疗血管瘤、毛细血管扩张和静脉曲张等疾病。

## 2.5 其他

射频与强脉冲光的光电协调作用可以增强强脉冲光的生物效应并降低不良反应；人体橘皮样组织经射频治疗后，脂肪细胞释放甘油三酯增加及其组织学的形状、体积和成分及胶原蛋白综合物等相应发生变化，导致脂肪减少及皮肤紧致。另外，射频技术与激光重塑、颈部去脂或肉毒毒素注射等其他方法联合应用，可取得更好的美容效果。

# 3 皮肤美容领域常用的射频治疗装置分类（图 3-1）

## 3.1 单极射频

单极射频系统由一个与皮肤接触的主电极和回流电极板构成。电流从主电极经人体流向回流电极板。单极射频仪器主要有 3 个组成部件：射频发射器、手柄式治疗头和表皮冷却系统。射频发射器可以产生一个不断变化的电场；治疗头由电极、表皮冷却装置和可以连续检测温度及压力的传感器组成。电极可将能量均匀地分散至皮肤表面，这一过程被称为电容耦合。加热深度依治疗头的尺寸和几何形状而定。通常，单极射频仪器将真皮加热至 65 ~ 75℃，在此温度下，可使胶原蛋白发生变性，同时，表皮冷却系统可以将表皮温度控制在 35 ~ 45℃，从而使其免受热损伤。

本书的主角热玛吉就是典型的单极射频治疗仪。单极射频的优点是穿透较深，疗效明显，可使真皮乳头层至皮下脂肪层的胶原蛋白均得到加热，是目前非侵入性紧肤治疗的金标准。其缺点是疼痛、不良反应相对较多。目前所报道的并发症多为暂时性的且程度较轻微，而引起并发症的主要原因是过多热量的传递和治疗头与靶向皮肤不完全、不均匀的接触。如果治疗部位出现感觉异常，此症状

会在感觉神经周围的炎症逐渐消退后消失。同样，由局灶性炎症所引起的颈阔肌或颈部的疼痛在持续数周后可得到缓解。已有实验证明，小剂量多回合的治疗方式会产生同等程度或更多的胶原蛋白变性及皮肤紧致效果。使用较大、较快的治疗头，采用低能量水平、多回合的治疗方案，实施表面麻醉以及使用含有震动手柄的新型设备等，均可在不同程度上减轻患者的疼痛。

## 3.2　双极射频

双极射频与单极射频相比，主要的不同点在于其组成结构。双极射频仪器是由两个在治疗区域垂直放置且相隔较短的活动电极组成的。电流仅在两个电极之间流动，穿过人体组织形成回路，故而不需要回流电极板，其电流在组织内的穿透深度大约是两个电极之间距离的一半。与单极射频相比，这种结构的局限性在于它的穿透深度较浅，但相对而言，它又可以有较大的治疗面积、可产生更可控的能量分配和较少的疼痛。

## 3.3　多极射频

多极射频装置主要有两种电极组合形式。

普通多极射频相当于是多个双极射频在结构上与功能上的叠加，其治疗深度与传统双极射频相比没有明显优势，但其治疗面积与射频能量可根据电极位置分布方式进行叠加。

另外一种多极射频被称为"多源相控射频"，通过正负极平行排布的多对射频能量源和独有的3DEEP相控技术，控制 RF 射频极性，使其穿透深度与传统多极射频相比大幅增加，因此可以在较高舒适感的前提下达到尽可能好的治疗效果。

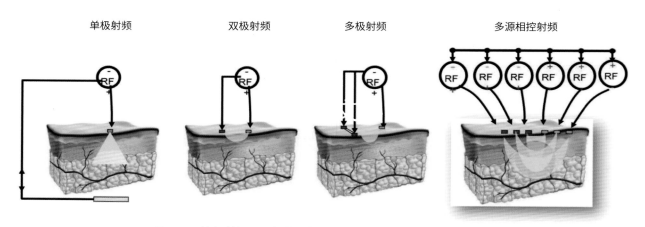

图 3-1　单极射频、双极射频、多极射频与多源相控射频的区别

## 3.4　点阵射频

点阵射频通过电极或一系列配对微针，以点阵的模式发出射频，从而使热损伤区和非热损伤区相互毗邻。点阵射频仪器主要的组成部件是带有一次性治疗头的手持柄。治疗头上平行排列的接触式电极或微针形成了一个含有多对正、负电极的阵列。射频电流经皮肤在每对正、负电极针间流动，每对

组合都形成了一个双极射频电流的闭合回路（**图 3-2**）。临床上接触式电极点阵射频的使用要远远少于侵入式微针点阵射频。

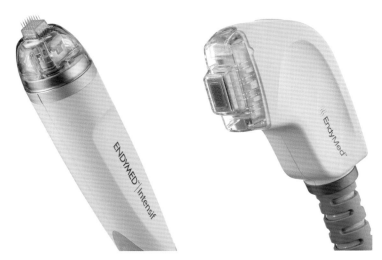

图 3-2　侵入式微针点阵射频（左）与接触式电极点阵射频（右）

（图片由以色列 Endymed 中国区提供）

点阵射频的作用深度约为每对电极针之间距离的一半。电极针直接靶向的皮肤和位于其下方的区域被选择性加热，致使深层真皮胶原蛋白发生热损伤，通过激发创伤愈合反应而实现胶原蛋白的重塑和新生胶原蛋白、弹性蛋白、透明质酸的形成。穿插在热损伤区中的非热损伤区，初始时可以帮助维持皮肤的完整性；从长远的角度来看，它们亦可作为"细胞库"，用于促进和加快伤口的愈合。

Hruza 和 Taub 发现，经点阵射频治疗后，皮肤即刻出现磨削、凝固、坏死，能量水平越高，效果越明显，而这些效果取决于每个电极针的实际能量密度。增加电极针阵列的能量水平或使用电极针密度较低的治疗头，均可增加每个电极针的能量密度。同时，点阵射频的能量水平和覆盖模式也会对皮肤质地的改善产生较大的影响，因此，选择较高的能量水平或覆盖模式，可以提高其治疗效果。

## 3.5　光电增效系统

光电增效系统是将以光能和射频为基础的仪器协同应用。

光能通过光热效应预热靶组织，从而降低组织的阻抗，较低的阻抗可使组织更易受射频能量的影响。因此，光能和射频的联合应用不仅可以产生较为理想的治疗效果，还可以通过降低光能和射频能量的使用水平而减少每种能量所引起的不良反应。目前，已广泛使用的光电增效系统包括：强脉冲光、半导体激光或红外线与双极射频的联合，治疗领域包括寻常痤疮、皱纹、皮肤松弛、多毛症、皮肤异色症、酒渣鼻、毛细血管扩张、黄褐斑和脂肪团等。

光电增效系统的代表是赛诺龙 Elase。

Elase 是赛诺龙公司于 2001 年正式推出的一台将双极射频与光能联合应用的射频类皮肤美容设备，其核心技术理论是光电协同与治疗前表皮预冷。通过在射频能量和光能进入皮肤之前，对皮肤表皮温度进行预先冷却，使表皮层与真皮层之间形成温度差，从而达到更佳的 RF 射频穿透效果；加之本设备加载强脉冲光模块，RF 射频能量更加有目的地作用于强脉冲光预热过的靶组织（如血管、毛囊、黑色素等），从而在更低的疼痛感下，增强了临床疗效，使红斑、毛细血管扩张、皱纹等皮肤问题改善得更加明显，同时较之其他强脉冲光设备更加适用于Ⅳ型、Ⅴ型皮肤与褐色皮肤，降低了治疗过程中的不良反应的概率。

2016 年，赛诺龙公司在此设备的基础上进一步研发改进，推出了 Elös Plus，全新的光电协同技术与极光舒敏技术将强脉冲光与 RF 射频相结合，两种能量均稳定在敏感肌脆弱的表皮层能承受的范围之内，光电协同工作于真皮层：强脉冲光封闭扩张的血管，减轻炎症反应；射频刺激胶原蛋白纤维新生、重组，增强皮肤的保护垫（胶原蛋白纤维和弹性蛋白纤维），修复皮肤屏障功能，在治疗敏感肌时起到显著的效果（**图 3-3**）。

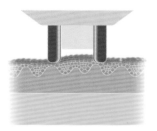 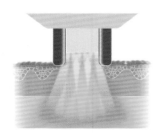 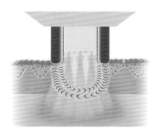

第一步  
电极接触皮肤→  
开始冷却  
（皮肤阻抗改变）

第二步  
光预热靶组织

第三步  
在真皮层深处形成  
能量交集热带

图 3-3  Elös 光电增效系统技术原理

## 参考文献

［1］ 徐力勤，曹伟. 电磁场与电磁波理论［M］. 北京：科学出版社，2010.

［2］ 高攸纲，张苏慧. 电磁辐射的生物效应［J］. 安全与电磁兼容，2002，6：49-52.

［3］ OSEPCHNKO J M. Biological effects of electromagnetic radiation［M］. New York：IEEE Press，1984：205-210.

［4］ HSU T S，KAMINER M S. The use of nonablative radiofrequency technology to tighten the lower face and neck［J］. Semin Cutan Med Surg，2003，22：115-123.

［5］ RACZ G B，RUIZ LOPEZ R. Radiofrequency procedures［J］. Pain Pract，2006，6（1）：46-50.

［6］ SADICK N S，MAKINO Y. Selective electrothermolysis in aesthetic medicine：a review［J］. Lasers SurgMed，2004，34（2）：91-97.

［7］ 刘洪强. 实用射频治疗技术［M］. 北京：北京科学技术出版社，2010.

［8］ 胡大一，李占全. 心脏电生理及射频消融［M］. 辽宁：辽宁科学技术出版社，2008.

［9］ 彼得·R. 米勒，安德烈亚斯·亚当；肿瘤介入学 介入放射医师临床应用指南［M］. 张跃伟，于海鹏，译. 天津：天津科技翻译出版有限公司，2016.

［10］ SLUIJTER M E. Non thermal radiofrequency procedures in the treatment spinal pain［C］. Pain in Europe, Barcelona：2nd Annual Congress of the European federation of IASP Chapters，1997：326.

［11］ CLASEN S，REMPP H，SCHMIDT D，et al. Multipolar radiofrequency ablation using internally cooled electrodes in ex vivo bovine liver：correlation between volume of coagulation and amount of applied energy［J］. Eur J Radiol，2012，81（1）：111–113.

［12］ GAZELLE G S，GOLDBERG S N，SOLBIATI L，et al. Tumor ablation with radiofrequency energy［J］. Radiology，2000，217（3）：633，646.

［13］ MCGAHAN J P，BROWNING P D，BROCK J M，et al. Hepatic ablation using radiofrequenc y electrocautery［J］. Invest Radiol，1990：25：267–270.

［14］ ROSSI S，BUSEARINI E，GARBAGNATI F，et al. Percutaneous treatment of small hepatic tumors by an expandable RF needle electrode［J］. Am J Roentgenol，1998，170：1015–1022.

［15］ ZERBINI A，PILLI M，PENNA A，et al. Radiofrequency thermal ablation of hepatocellular carcinoma liver nodules can activate and enhance tumor specific T — cell responses［J］. Cancer Res，2006，66：1139–1146.

［16］ ZERBINI A，PILLI M，FAGNONI F，et al. Increased immunostimulatory activity conferred to anti gen — presenting cells by exposure to antigen extract from hepatocellular carcinoma after radi–ofrequency thermal ablation［J］. Immunother，2008，31：271–282.

［17］ 闫景彬，闫秀梅，陈斌，等. 超声引导射频消融术对肝癌患者免疫功能的影响［J］. 浙江中西医结合杂志，2015，22：228–232.

［18］ SEE — YING CHIOU，JI BIN LIU，LAURENCE NEEDLEMAN. Current Status of Sonographically Guided Radiofrequency Ablation Techniques［J］. J Ul trasound Med，26：487–499.

［19］ 王玉兰. 射频消融术治疗前庭大腺囊肿 / 脓肿的护理体会［J］. 山西临床医药，2001，10（6）：458–459.

［20］ 罗新，宋雯霞，洪莉，等. 射频自凝刀靶点治疗子宫肌瘤的急性临床病理学试验［J］. 武汉大学学报（医学版）. 2003，24.（3）：277 –280.

［21］ 于琳，赵素玲，莫娥清，等. 射频消融术在围绝经期功能性子宫出血中的应用［J］. 中国全科医学，2002. 5（2）：115–116.

［22］ GOLDBERG D J. Laser and light［M］Philadelphia：Elsevier Inc，2005：43–60.

［23］ KUSHIKATA N，NEGISHI K，TEZUKA Y，et al. Nonablative skin tightening with radiofrequenc in Asian skin［J］. Lasers Surg Med，2005，36（2）：92–97.

［24］ HRUZA G，TAUB A F. Skin rejuvenation and wrinkle reduction using a fractional radiofrequency system［J］. J Drugs Dermatol，2009，8（3）：259–265.

［25］ ZELICKSON BD，KIST D，BEMSTEIN E，et al. Histological and ultrastmctural evaluation of the ef fects of a radiofrequency based nonablative dermal remodeling device：a pilot study［J］. Arch Dermatol，2004，140（2）：

204-209.

[26] HSU T S, KAMINER M S. The use of nonablative radiofrequency technology to tighten the lower face and neck [J]. Semin Cut an Med Surg, 2003, 22 (2): 115-123.

[27] 刘丽红，杨蓉娅. 射频技术原理及在皮肤美容科中的应用进展 [J]. 中国激光医学杂志, 2008, 17 (4): 292-295.

[28] 刘阳子，杨柠泽，王志军. 射频除皱技术的原理及研究进展 [J]. 中国美容整形外科杂志, 2015, 26 (2): 112-114.

[29] POLDER K D, BRUCE S. Radiofrequency: thermage [J]. Facial Plast Surg Clin North Am, 2011, 19 (2): 347-359.

[30] BASSICHIS B A, DAYAN S, THOMAS J R. Use of a nonablative radiofrequency device to rejuvenate the upper one thild of the face [J]. Otaryngol Head Neck Surg, 2004, 130 (4): 397-406.

[31] BEASLEY K L, WEISS R A. Radiofrequency in cosmetic dermatology [J]. Dermatol Clin, 2014, 32 (1): 79-90.

[32] ALEXIADES - ARMENAKAS M, ROSENBERG D, RENTON B, et al. Blinded, randomized, quantitative grading comparison of minimally invasive, fractional radiofrequency and surgical facelift to treat skin laxity [J]. Arch Dermatol, 2010, 146 (4): 396-405.

[33] 周成霞，孙林潮，王一臣，等. 点阵双极射频面部皮肤年轻化治疗临床疗效及安全性观察 [J]. 中国美容医学, 2013, 22 (21): 2117-2119.

[34] HRUZA G, TAUB A F. Skin rejuvenation and wrinkle reduction using a fractional radiofrequency system [J]. J Drugs Dermatol, 2009, 8 (3): 259-265.

[35] LOLIS M S, GOLDBERG D J. Radiofrequency in cosmetic dermatology: a review [J]. Dematol Surg, 2012, 38 (11), 1765-1776.

# 第二部分
## 热玛吉的临床应用

# 第四章　热玛吉的发展与演进

执笔：柳盈　审校：齐显龙

热玛吉作为单极射频紧肤设备中的翘楚，以其优越的临床效果与安全性，在面部皮肤年轻化的临床实践中，成为风靡全球的"无创紧肤金标准"。

热玛吉（Thermage）为美国 Solta 公司注册商标。Solta 是医疗美容市场的行业先驱，创业的宗旨是提供创新、可靠和前端的高端医疗美容解决方案。Solta 于 2013 年被 Bausch Health 公司收购，成为其子公司。其在中国的销售运营由同为 Bausch Health 子公司的博士伦负责。热玛吉的国械注进为20153262408，沪 ICP 备 16033128 号。

Solta 公司在 2002 年底推出了第一代热玛吉 TC3，其特点是外部冷却，就是说冷却保护降温系统是由另外一台机器完成的。这台设备操作时疼痛感比较明显，一般需要进行静脉麻醉。在静脉麻醉下，求美者反馈的主观感受是比较差的，因为治疗时比较容易出现水疱和其他不良反应。

2007 年，他们推出了第二代热玛吉 NXT，这台设备将冷却系统和主机相互结合，一边治疗一边同步进行皮肤冷却。这种同步冷却系统的结合有效地增加了客户的舒适度和安全性。但是第二代热玛吉基本上是一个过渡性产品，此后间隔不到 3 年，也就是 2009 年，Solta 公司就上市了最经典的第三代主机：CPT 系统。

CPT 主机增加了震动式手柄和间歇式的脉冲发射技术。第四代热玛吉探头上增加了双层导电薄膜（卡普顿薄膜）。双层卡普顿薄膜（聚酰亚胺薄膜）覆盖于探头表面，使热能更集中并且使热能更为均匀分布，可以让更多组织接受到更高温度。热玛吉的主机目前为止一共推出了四代，但是热玛吉的产品是有五代的，是因为第三代和第四代的热玛吉主机同是 CPT 系统，但是在探头上进行了创新和迭代，从而区分了第三代和第四代热玛吉（**表 4-1**）。

表 4-1  Thermage® 演进史

| | 上市日期 | 频率（MHz） | 电力（W） | 舒适度 |
|---|---|---|---|---|
| TC3® | 2002 年底 | 6.00 | 330 | 外部冷却模式 |
| NXT® | 2007 年 1 月 | 6.78 | 400 | 与主机整合式之冷却系统<br>增加 25% 速度<br>增加身体治疗手握把 |
| CPT® | 2009 年 9 月 | 6.78 | 500 | 增加舒适脉冲科技<br>间歇式舒适脉冲设计<br>创新卡普顿薄膜探头 |

2017 年 Solta 公司上市了第五代热玛吉（目前尚未取得 CFDA 认证），配备 4.0 cm² Total Tip 的新一代探头。设备配备了最新的智能 AccuREP™ 技术，此技术是在每一发射频能量发射前增加调谐脉冲，微调射频能量使得阻抗不同的部位更加均匀一致。新一代的探头面积比原本的要大 1cm²，因此面部的建议治疗发数从之前的 900 发降低到了 600 发，面颈部的发数也随之从 1200 发降低到 900 发。第五代热玛吉宣称更快、更舒适、更智能，但是目前求美者普遍反馈疼痛感比之第四代并没有显著下降。关于第五代热玛吉，可以参见第十八章，编者王颖会对其有翔实介绍。

基于热玛吉这逐渐演进与迭代的五代产品中，前三代产品已经被淘汰，而第五代产品尚未获得 CFDA 认证许可，故除特殊说明外，本书以第四代热玛吉，也就是 Termage CPT 为主要介绍对象。

# 第五章　第四代热玛吉设备信息详解

执笔：柳盈　审校：齐显龙

## 1　主机

如图，**图 5-1** 为 Thermage® CPT 主机整机外观，**图 5-2** 为 Thermage® CPT 主机机顶及制冷罐位置，**图 5-3** 为 Thermage® CPT 主机电源连接线及设备电源开关。

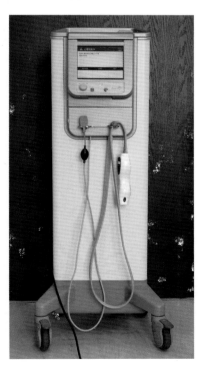

图 5-1　Thermage® CPT 主机

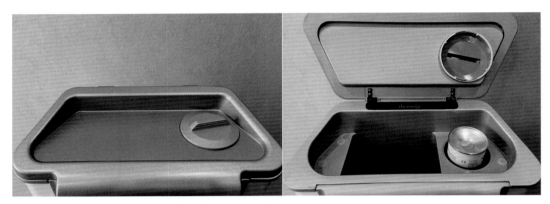

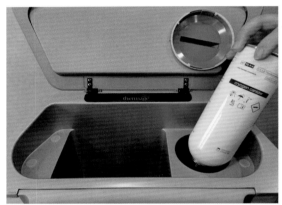

图 5-2　Thermage® CPT 主机机顶及制冷罐位置

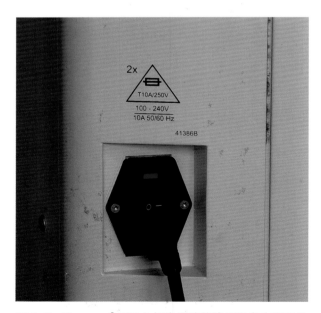

图 5-3　Thermage® CPT 主机电源连接线及设备电源开关

## 2　手具

第四代热玛吉配备两个手具，即白色手具与灰色手具（**图5-4**）。白色手具可开启振动模式，除去身体的探头之外，面部、颈部、眼部皮肤治疗一般用白色振动手柄；而灰色手具无法开启振动模式，常用来进行腹部等身体大面积皮肤的紧致治疗。如果遇到白色手柄出现故障，灰色手柄也可以正常操作热玛吉所有探头，但是将无法打开振动模式来缓解求美者在治疗过程中的痛感。

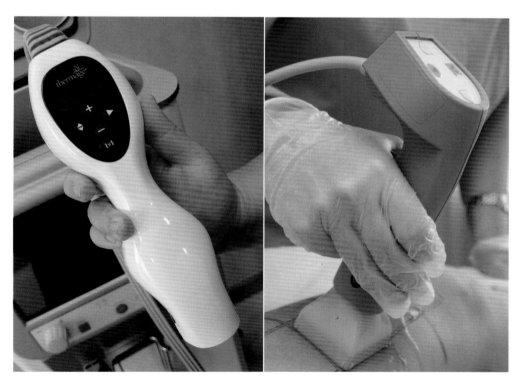

图 5-4　Thermage® CPT 治疗手具

## 3　电极片连接端口

热玛吉属于单极射频，因此是需要在求美者身上粘贴电极片以与主机、治疗手具之间形成完整电回路，一般情况下电极片是购买探头的时候赠送的，不需要另外购买。安装的时候注意电极片的金属导电片和连接口对合即可（**图5-5**）。

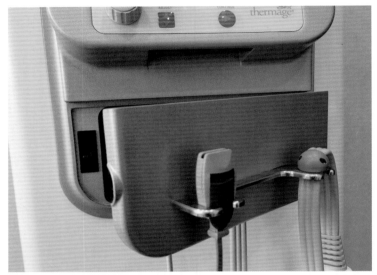

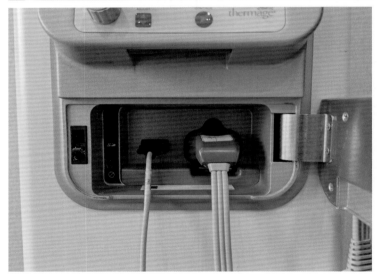

图 5-5　Thermage® CPT 电极片连接端口

## 4　治疗触点 / 探头

第四代热玛吉可安装以下这些治疗触点 / 探头，但是临床常用的是第一类眼部 450 发、第三类面颈部或者身体局部 900/1200 发，以及第四类 400 发专门用于身体的探头（**表 5-1**）。这些探头都是一次性耗材，用完就无法再次激活。值得注意是这些探头一旦与手具连接激活以后，是会有时效性的，若在规定时间内没有完成治疗，系统也将自动锁定探头，使其无法再次激发能量。目前市面上有一些通过技术手段解开系统锁定的回充探头，但是这类探头因反复使用，稳定性不佳，在操作中出现红斑、水疱等副作用的概率较大，并且这类探头因稳定性不好，因此一般情况下不能打开振动模式进行操作，否则容易引起设备主机报错而无法继续使用。

表 5-1　Thermage® CPT 治疗触点总览

| 探头规格 | 0.25cm² | 3.0cm²STC | 3.0cm²CPT | 3.0cm² | 16.0cm² |
|---|---|---|---|---|---|
| 加热深度（1/e） | 1.1mm 浅层 | 2.4mm 中层（含浅层） | | 4.3mm 浅层 | 4.3mm 浅层 |
| 前冷却时间 | 0.2s | 0.01s | | 0.01s | 0.2s |
| 无线电波作用时间 | 0.7s | 1.0s | | 1.0s | 4.0s |
| 后冷却时间 | 0.7s | 0.5s | | 0.8s | 0.8s |
| 治疗周期（每发） | 1.6s | 1.51s | | 1.81s | 5.0s |
| 发数 | 450 | 900 | | 900/1200 | 400 |
| 使用时间 | 300min | 240min | | 240/270min | 120min |
| 温度传感器 | 2 | 4 | | 4 | 4 |
| 作用面积 | 0.25cm² | 3.0cm² | | 3.0cm² | 16.0cm² |
| 治疗应用 | 眼周年轻化 | 紧肤 | | 面部紧致 | 体部紧致 |
| 探头外形 | | | | | |

## 5　眼盾

眼部热玛吉操作前必须要放置眼盾（**图 5-6**），目的是隔绝能量，保护眼球和增加眼球区域的抗压性。热玛吉的发射和一般设备是不一样的，其他激光设备是先把探头放置在治疗区域上，然后启动发射开关发射能量，但是热玛吉是先启动发射开关，然后放置探头往下压设备感受压力系统以后，自动发射能量。因此在眼球区域没有眼盾的话，直接施压在眼球区域，求美者会有较强不适感。另一方面部分求美者上睑组织菲薄，热玛吉能量弥散范围有可能会超出上睑组织厚度，可能会引起角膜组织损伤，引发视力受损或者视力下降。因此眼部热玛吉操作前必须放置眼盾，放置的方法后续章节会有详细介绍。

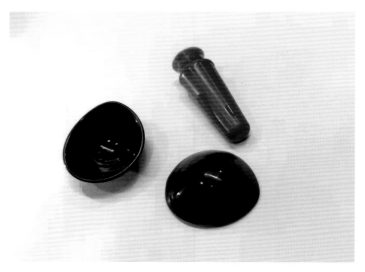

图 5-6　眼盾

# 6　其他耗材

除去探头以外，我们用到的耗材还有耦合剂、一次性电极片、冷媒罐以及转印纸等。当然在术前拍照和准备过程中我们还需要准备复方利多卡因乳膏、保鲜膜、相机、Visia 皮肤分析仪等。这些物料及准备工作将在第九章进行详细介绍。

# 第六章　热玛吉的适应证

执笔：柳盈　审校：齐显龙

热玛吉在 FDA 通过的适应证如下：

（1）针对褶皱纹路，包含上下睑的非侵入式治疗．

（2）改善显著橘皮组织及外观（非永久性）的治疗。

2015 年热玛吉 CPT 系统在中国 CFDA 获批了针对身体、面部以及眼周皱纹的非侵入式治疗（**图6-1**）。

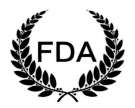
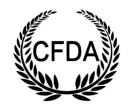

FDA 唯一认可用于
上下睑的非侵入性治疗

CFDA 批准用于对身体、
面部及眼周皱纹的非侵入性治疗

图 6-1　Thermage® CPT 在 FDA 与 CFDA 获准的适应证

# 第七章　热玛吉的禁忌证

执笔：柳盈　审校：齐显龙

体内装有起搏器或相关电子产品植入器的患者是热玛吉的绝对禁忌证。

除此以外还有相对的禁忌证包括：

（1）期望值过高的客户。

（2）治疗局部皮肤有原发或继发皮损。

（3）身体本身有原发疾病不能耐受治疗的。

（4）怀孕或者哺乳期。

（5）治疗局部近期做过填充剂、线雕、肉毒毒素注射，医师评估不适合做热玛吉的。

（6）皮下有不可吸收金属或异物。

（7）精神状态异常或者对自己形体认知不明确的。

（8）眼部热玛吉求美者近期做过视力矫正手术或者眼部进行过美容手术。

# 第八章　热玛吉的术前评估

执笔：柳盈　审校：齐显龙

# 1　热玛吉术前评估的重要性与评估原则

## 1.1　热玛吉术前评估的重要性

Thermage 的术前评估应在确保患者没有任何禁忌证，可以接受治疗的前提下进行，包括患者自我评估和临床医师评估两个方面。在与患者细致沟通的过程中医师会发现，根据每个人的具体情况，每个人在乎的部位都有不同，治疗也各有侧重。所以，医师要确定患者的关注区域及治疗目标，并通过触诊确定皮肤组织的流动性、弹性、厚度等，以制订个体最佳治疗方案。个性化治疗方案是提高治疗效果和求美者满意度的关键。

## 1.2　热玛吉术前评估的主要原则

热玛吉年轻化治疗实际是对面部衰老的拮抗和逆转作用。随着年龄逐渐增长，身体的新陈代谢减慢，支撑真皮层的胶原蛋白逐渐流失，面部组织结构开始出现下垂及凹陷，并且失去弹性与紧实度，面部悬吊韧带变长，堆积在"三八线"、泪沟、苹果肌这3个部位。面部肌肉松弛及浅层脂肪垫下1/3松垂导致口角有过多的脂肪囤积。并且容颜失去光彩、外观失去青春，看起来更显老态。面部衰老征象的具体描述纷繁复杂，表现多样（**图 8-1～图 8-3**）。因此有专家提出了"三元衰老"的概念，"三元衰老"可以分成肤色衰老、肤质衰老、形态衰老三大类。

（1）肤色衰老：面部色斑增加、晦暗无光，面色暗黄。皮肤开始出现暗沉、色斑等斑驳的情况，让面部看起来"不干净"。一般求美者会选择超皮秒、皮秒、超光子等仪器设备来改善。

（2）肤质衰老：面部松垮，皮肤纹理增多。此时的面部组织胶原蛋白开始减少，组织结构开始发生变化，出现"三八纹"等面部真性皱纹。建议求美者可以接受面部抗衰类治疗来阻碍衰老的进程，比如热玛吉、欧洲之星、射频等。

（3）形态衰老：面部、颈部凹凸不平，上小下大而变形，如肿泡感、双下巴、局部脂肪堆积。此类情况的出现标志着除了韧带和皮肤的松弛外，还有一定组织容量的缺失和移位，建议求美者可以用抗衰类设备配合容量填充剂及线性技术来改善面部衰老情况。

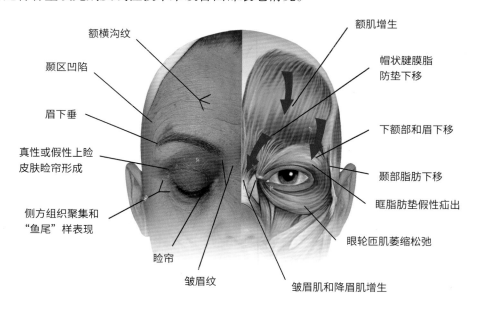

图 8-1　上面部衰老的表现

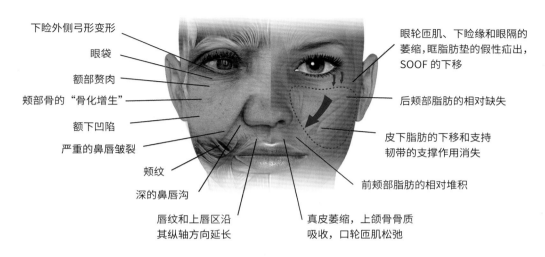

下睑外侧弓形变形

眼袋

额部赘肉

颊部骨的"骨化增生"

额下凹陷

严重的鼻唇皱裂

颊纹

深的鼻唇沟

唇纹和上唇区沿
其纵轴方向延长

眼轮匝肌、下睑缘和眼隔的
萎缩，眶脂肪垫的假性疝出，
SOOF 的下移

后颊部脂肪的相对缺失

皮下脂肪的下移和支持
韧带的支撑作用消失

前颊部脂肪的相对堆积

真皮萎缩，上颌骨骨质
吸收，口轮匝肌松弛

图 8-2　中面部衰老的表现

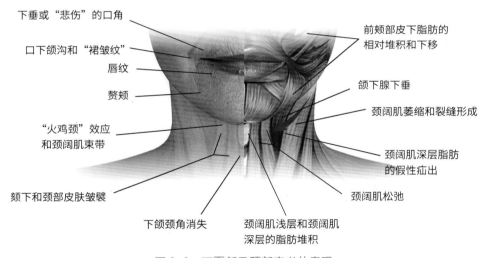

下垂或"悲伤"的口角

口下颌沟和"裙皱纹"

唇纹

赘颊

"火鸡颈"效应
和颈阔肌束带

颏下和颈部皮肤皱襞

下颌颈角消失

颈阔肌浅层和颈阔肌
深层的脂肪堆积

前颊部皮下脂肪的
相对堆积和下移

颌下腺下垂

颈阔肌萎缩和裂缝形成

颈阔肌深层脂肪
的假性疝出

颈阔肌松弛

图 8-3　下面部及颈部衰老的表现

根据热玛吉的治疗原理和适应证，我们需要根据客户的面部情况和需求进行分析和评估。

# 2　热玛吉的面部治疗评估

## 2.1　容量缺失型衰老

因为随着年龄的增长、新陈代谢减慢，皮肤胶原蛋白流失导致皮肤全层萎缩，皮肤弹性下降，深层脂肪垫和浅层脂肪垫的上 1/3 萎缩，面部形态出现局部凹陷。这种类型的衰老问题一般建议应用热玛吉治疗的同时再增加一定组织容量，比如应用玻尿酸填充剂和进行面部脂肪填充手术。常见的出现面部凹陷的部位是颞部、额部、眼睑、颊部。一般会出现以下的表现：

（1）额部凹陷：额部以骨性组织为主，软组织容量本身占比就比较少，因此如果骨性形态不佳再加上衰老引起软组织一定程度的减少，就会让额头看起来更加不平整或者窄小，会给别人无精神的感觉。一般会建议在组织抗衰的基础上增加上额部的饱满度，可以起到年轻化改善效果。

（2）颞部凹陷：颞部凹陷即太阳穴和额颞角的凹陷。这个区域的凹陷会让人的颧弓看起来比较外扩，显得比较"凶"。颞部凹陷用热玛吉等抗衰设备治疗效果并不明显。对于这类求美者建议增加组织容量，使颞部曲线更加流畅。

（3）"苹果肌"过于扁平或凹陷：颧脂肪垫松弛下移和本身发育不全都会出现颧弓前区容量不足的情况，让面部看起憔悴，并且颧弓横向外扩。建议通过容量填充来改善，增加面部"元气"感，达到减龄的效果。填充苹果肌的同时编者一般会重新打造一个位于外侧眼白垂直线以下的颧弓高光点，视觉上可以改善面部横向宽度，达到"脸小"的目的。

（4）颊区容量不足、唇红变薄、口角凹陷：衰老引起浅层脂肪组织萎缩后，这 3 个区域较容易出现组织容量不足，容易出现凹陷和曲线欠佳。外观上容易出现"婆婆嘴"，需要通过增加容量来改善。

以上由于皮下组织天生容量不足或者衰老萎缩、容量流失，热玛吉治疗时建议以低能量覆盖促进表皮及真皮层紧致，并且建议联合无创注射技术或自体脂肪填充术增强组织容量，使人呈现出青春饱满的形态，优化面部结构曲线。

## 2.2　容量过盛型衰老

面部组织容量过盛会让求美者看起来过于臃肿，呈现出老态。一类求美者是原部位本身脂肪肥厚，还有一类求美者是因为组织松垂引起组织移位，在某一区域形成过度堆积（**图 8-4**）。因为松弛

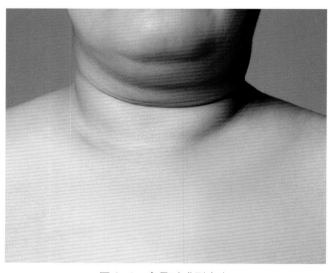

图 8-4　容量过盛型衰老

移位的容量过盛类面部衰老现象比较适合使用热玛吉进行抗衰治疗与改善，热玛吉治疗后可以明显观察到面部轮廓变小、臃肿感降低、脂肪组织变薄等变化。在治疗过程中，容量过盛区域可作为重点区域进行多次叠加治疗，实现整体轮廓上的提拉收紧。具体的操作方法后续章节会有详细讲解。

## 2.3　皱纹

衰老的过程中皱纹是最常见也是最容易被求美者发现自己衰老的因素。一般人到 25 岁以后，便开始出现衰老征象，面部皱纹的形成是衰老的一个重要表现和指征。面颈部皱纹常出现在额部、上下眼睑、眼外眦、耳前区、颊、口周、下颏、颈部。皱纹可以分为动态皱纹和静态皱纹（**图 8-5**）。

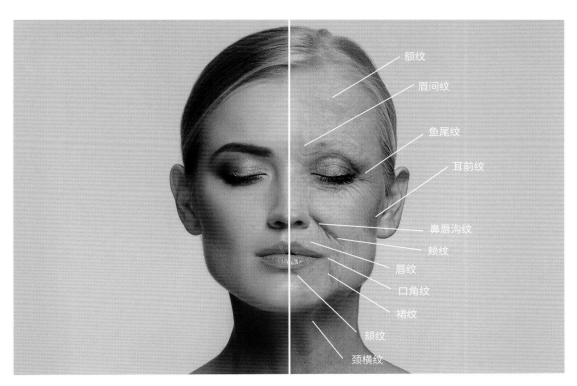

图 8-5　面部常见皱纹示意

### 2.3.1　静态皱纹

静态皱纹一般是人体正常组织的分界，结构天然存在，随着衰老，组织弹性降低或者组织重力移位，在分界处产生堆积，肉眼看上去皱纹加深。早期静态皱纹不表示衰老，只有逐渐加深、加重的皱纹才会影响美观，才是衰老的象征。

面部法令纹、颈纹、肘部和膝部甚至指关节的静态皱纹很多人天生就有，婴幼儿时期就可以发现有痕迹存在。随着年龄的增长，皮肤弹性降低，组织重力性移位，再加上一直存在的定向性活动牵拉，皮肤折叠痕迹加重，致使原来的静态皱纹线逐渐加深和增多，纹间皮肤出现松垂（**图 8-6**）。

热玛吉治疗可有效改善皮肤弹性，有效逆转组织下垂位移，淡化老化的静态皱纹，但并不可能完全消除静态皱纹，所以术前期望值的管理是至关重要的。

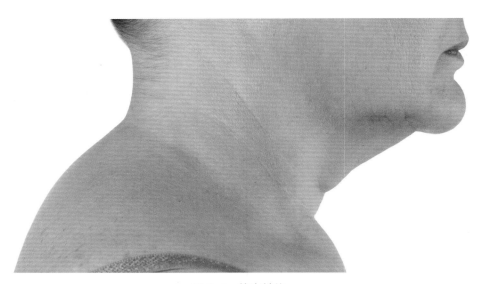

图 8-6　静态皱纹

### 2.3.2　动态皱纹

动态皱纹是表情肌长期收缩引起的皮肤褶皱，外观看上去就是动的时候出现的皱纹。但是如果长期表情肌活动明显加上皮肤弹性下降，在表情肌活跃的部位会慢慢出现由无到有、由浅变深、由少变多的静态皱纹，这类皱纹是指表情肌不运动时存在，但是表情肌活动的时候会更深、更明显。动态皱纹主要表现在额肌收缩形成的抬眉纹、眉间复合体运动产生的眉间纹、眼轮匝肌收缩产生的鱼尾纹和下睑纹等。对动态皱纹临床上强烈建议是注射肉毒毒素，尽早干预以免产生静态细纹。这种类型的皱纹单一应用热玛吉治疗效果不明显。

## 2.4　重力移位型衰老

皮肤组织真皮层中的胶原蛋白和弹性蛋白纤维支撑起了皮肤，使其饱满紧致。一般 25 岁以后，这两种蛋白由于人体衰老而减少，细胞与细胞之间的纤维弹性随之降低，使皮肤失去弹性而变得松弛。再加上面部韧带因为衰老而变长、变细，使面部软组织因为重力作用而向下移位。外观上面部线条开始出现松垮，下颌曲线模糊不流畅，出现明显的"三八纹"、双下巴等现象（**图 8-7**）。

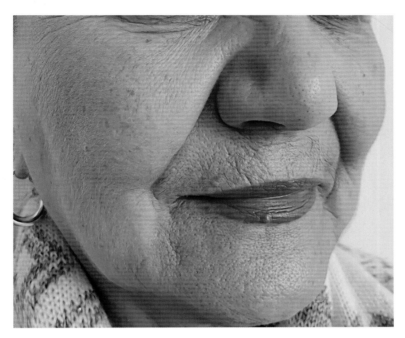

图 8-7　重力移位型衰老

　　重力移位型衰老经过热玛吉的治疗可以看到非常明显的紧致效果，松垂并且发生移位的皮肤与皮下组织能够随着弹性的上升而有一定程度的复位，但热玛吉作为无创紧肤手段，其组织复位能力并不能完全令这些松垂的组织复位。还有一个原因是已经出现比较明显的重力移位的衰老的求美者一般年龄都比较大了，自身组织胶原蛋白再生能力不足也是效果不能完全呈现的一个因素。这类面部重力移位型的面部衰老求美者可以建议配合线性提升的方式，以加强组织复位与固定的效果。

　　总结来说，热玛吉治疗是面部抗衰的重要手段和技术，但是医师需要分析客户面部衰老的原因还有客户的需求，根据需求和实际情况建议和选择合理的项目和有效的手段。医师需要掌握各种抗衰技术手段的优缺点，可根据求美者的要求以及面部形态选择适当的治疗方法，并可同时或先后联合应用，以达到取长补短的效果。书籍后面会对面部年轻化联合应用进行专门的探讨，这里只是强调术前评估与预期效果的定量研究，讨论热玛吉最佳治疗方案的选择与设计。

## 3　热玛吉的眼部治疗评估

　　眼睛是心灵之窗，也是面部表情最为精细的部位。眼部肌肉每分钟要眨动 20~30 次，因此我们眼部比较容易出现衰老的迹象。相比于面部，眼周皮肤的衰老更容易暴露人的年龄。日常求美者经常用眼霜、护肤品、眼部按摩来预防衰老，但是都不能从根本上解决眼部的衰老问题，而市面上很多射频设备因为加热深度过深，无法进行眼部治疗。激光类设备可以作用于眼周小细纹，但紧致提升的效果相对较弱。热玛吉是全球 FDA 唯一允许用于上下睑紧致、眼周抗衰类的射频设备。热玛吉可以收紧眼部皮肤、减少细纹、纠正眼部皮肤和皮下组织的松弛和下垂。而且热玛吉最早通过 FDA 认证的项目就是上下睑的治疗，之后才扩展到面颈部及全身。

## 3.1　容量缺失型衰老

眼部的容量缺失型衰老一般指上下眼睑凹陷，临床是指上下睑与眶缘之间的软组织不饱满、萎缩而造成眼窝不同程度的凹陷。根据数据观察指出，1/3 以上的人在步入中年之后，上睑的脂肪会开始萎缩。部分重睑术患者由于切除眼睑脂肪过多也可导致眼睑凹陷。热玛吉针对容量缺失型眼周衰老效果不佳，如果缺失特别严重的甚至不建议进行热玛吉治疗，因为组织太薄的话，热玛吉也容易发生一些副反应，比如烫伤等。如果是局部特别凹陷则需要在这个区域进行能量上的控制，以免能量过盛引起不良反应。

## 3.2　容量过盛型衰老

眼周组织容量过盛除去遗传型眼袋和上睑组织肥厚以外，常见原因是下睑皮肤松弛；眼轮匝肌、眶隔筋膜松弛下垂、眶脂肪向下移位等衰老导致上下睑组织不同程度的臃肿、膨隆或下垂。热玛吉可以通过射频作用促进上下睑皮肤和眶隔筋膜收紧，复位一部分眶隔内组织，改善上下眼睑松弛。但对于遗传型容量过盛的患者和重度上下眼睑松弛的患者还是建议进行手术治疗。

## 3.3　皱纹沟纹类

### 3.3.1　静态皱纹

面部皮肤中，眼周皮肤是最为菲薄，约 0.4mm 厚。且眼周肌肤没有皮脂腺、汗腺，因此无法自行形成皮脂膜保护自身。所以眼周皮肤水分非常容易流失，在保水能力不佳的情况下，干燥便成了最容易遇到的问题，细纹也就最容易在眼周出现。

在目前各类护肤品繁多的情况下，求美者在家用眼周护理产品和小仪器无法实现逆转眼周细纹时会来医院寻求进一步的治疗，热玛吉作为眼周抗衰的主力军，其效果和口碑都是不错的。为了增加效果，在热玛吉治疗的同时也可以叠加使用中胚层产品。

### 3.3.2　动态皱纹

眼周的动态皱纹是最早出现衰老的表象，主要形成原因是眼轮匝肌收缩和皮肤弹性下降。

（1）眉间纹：出现在两眉之间，临床可分为 5 型，但都是眉间复合体收缩引起的。

（2）鱼尾纹、下睑纹：位于外眦外侧和下侧，呈放射状分布，为眼轮匝肌收缩引起的。

眼周动态皱纹建议搭配肉毒毒素的注射，不然单纯进行热玛吉治疗效果一般很难满足客户的需求。

# 4　热玛吉的身体治疗评估

## 4.1　松弛移位类

热玛吉针对身体治疗，探头能量在紧致皮肤的同时可使皮下脂肪层的温度升高，加速脂肪代谢，有助于局部曲线重塑，减少局部脂肪堆积，改善蝴蝶袖、妈妈臀、大象腿等外观。因为热玛吉可以使皮肤更紧致、更有弹性，对橘皮组织的改善效果非常明显（**图 8-8**）。但局部组织脂肪过多建议联合进行抽脂、冷冻溶脂治疗。

热玛吉对于产后腹部松弛和妊娠纹的治疗效果也比较不错。热玛吉可以刺激胶原蛋白的新生，能使妊娠纹中缺乏胶原蛋白的萎缩皮肤重新恢复弹性，收紧腹部皮肤的同时改善妊娠纹。对于产后腹直肌分离可以搭配易丽肌等设备治疗进行恢复。对于陈旧型妊娠纹建议搭配黄金微针、非剥脱点阵和中胚层产品使用，增加疗效。

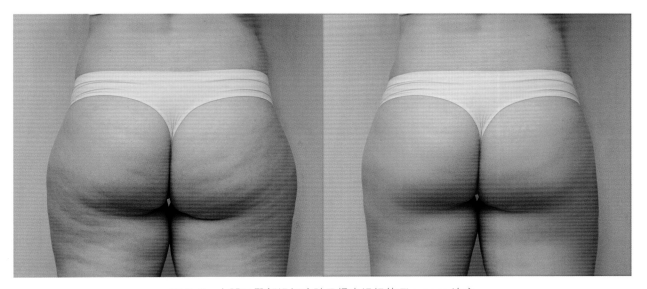

图 8-8　大腿及臀部组织臃肿及橘皮组织的 Thermage 治疗

## 4.2　静态皱纹

随着年龄的增长，皮肤中的胶原蛋白每年会平均以 5% 的速度流失，令皮肤胶原蛋白纤维丧失弹性，身体上一些关节等处静态皱纹加深，纹间组织堆积，视觉上感觉沟壑更加明显。热玛吉治疗探头可以使皮肤原有胶原蛋白纤维受热收缩，达到即刻紧实效果。皮肤真皮层加热刺激胶原蛋白新生，恢复皮肤原有弹性，达到较长效性的皮肤紧致效果。**图 8-9** 显示膝盖处皱纹的热玛吉治疗改善效果。

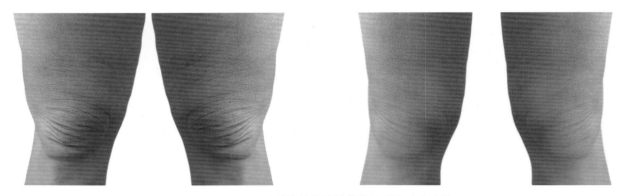

图 8-9    膝盖处体位性皱纹的热玛吉治疗改善

对于身体比较大且平坦的部位可以使用身体治疗探头，比如腹部、腿部、手臂等处。但是对于乳房下垂的治疗，编者不建议，特别是不建议对乳腺处进行能量操作。手部等小范围的治疗可以对手背使用面部探头，手指使用眼部探头。不同尺寸的治疗探头联合使用，尽可能多地扩展治疗区域，使全身皮肤紧致。

# 5    临床选择适宜受术者的注意事项及原因

临床上如何实现最好的效果、提高求美者对治疗的满意度，除去绝对禁忌证以外，医师如何选择合适的求美者也是非常重要的，只有选择了合适的求美者，才能呈现最好的效果，得到最好的反馈，提升热玛吉治疗的满意度。因此我们在日常选择客户的时候需要注意以下几点：

## 5.1    合理认识热玛吉的紧肤效果与时效

热玛吉术后即刻便能呈现出明显的即刻紧致效果，这个即刻的紧致效果是面部皮肤本身的胶原蛋白纤维受热收缩后产生的，一般面颊部及面积相对比较大的部位会呈现比较明显的紧致改变，但是热玛吉真正的效果需要 3 个月以后才能完全呈现。但是每位求美者对于自己面部情况的认知程度不一样，所期待的术后改变也因人而异。作为医师，首先要合理认识热玛吉的效果与时效，客观了解其作为无创紧肤"金标准"的优势与局限，才能够在临床使用中更加得心应手，也更加能够帮助求美者将期望值合理化。

目前市面上提升紧致类产品项目比较多，包括之前介绍的同类产品比如热拉提等，还有非同类设备 Fotona4D、线雕、玻尿酸 MD Code 注射、保妥适微滴注射等方法。因此在术前沟通的时候医师需要了解客户内心的需求，然后根据客户的面部实际情况和内心的期待值设计医美方案。

## 5.2　面部、眼部、身体开始有轻度松弛表现的客户最佳

有很多求美者的抗衰保养意识较强，她们往往是在自己还没有出现明显的皮肤与皮下组织松弛、下垂时，就开始注重对皮肤年轻、紧致状态的维护。这类"防患未然"的客户是最优质的客户，热玛吉作为非常安全并且无停工期的保养项目往往是她们的首选，但是术前一定要明确告知术后的即刻效果与远期效果的大致程度与呈现时间，促进求美者对热玛吉的紧致抗衰效果有比较正确、客观的认知。

## 5.3　合理管理明显松弛、下垂求美者的期望值

还有一类求美者与上述的这种正好相反，我们戏称为"亡羊补牢"型，即面部或身体皮肤与皮下组织已经出现明显的松弛、下垂甚至组织容量流失，但基本没有进行过任何专业的医学抗衰措施。对于这类求美者，热玛吉作为皮肤抗衰的入门级医美项目，不论从安全性和有效率来说都是首选。但此类求美者对医学抗衰治疗的期待值往往较高，梦想经过热玛吉的治疗可以实现"今年40明年18""一夜回春"的效果，这就更加需要医师在治疗前对其面部的衰老松弛情况做出更加准确的评估，沟通好热玛吉能够给皮肤带来的改善与变化，也尽量告知热玛吉作为无创紧肤手段所具有的局限，尽可能在治疗前就让客户对热玛吉有个正确、客观的认知，以免期待值过高。

## 5.4　为60岁以上的求美者合理转介其他微创或有创的年轻化手段

热玛吉更多用于年龄在20～60之间、有紧肤抗衰需求的求美者，最合适的年龄一般是30～50岁。60岁以上的求美者因为年龄增长、自然衰老程度较重、各项身体功能下降、自身成纤维细胞再生胶原蛋白能力不足，就算是给予足够的细胞刺激也无法产生足够的胶原蛋白，因此不建议求美者选择此类非侵入式抗衰紧致治疗。此类求美者可以推荐线雕或者小拉皮等类型的治疗。如果求美者无法接受有创的治疗，可以通过缩短热玛吉的治疗间隔、配合中胚层治疗、联合其他无创紧致抗衰类的设备以尽可能达到紧致效果。具体操作后续章节有所介绍。

## 5.5　合理管理有多种医美治疗史的求美者的治疗间隔与治疗项目

如今医疗美容手段日渐普及，很多求美者往往有多种医美治疗经历，术前对求美者曾经做过的治疗情况进行充分沟通，针对性地开展客户需求的项目，是提高治疗效果和求美者满意度的重要环节。

求美者在治疗区域有美容手术计划的或者6个月内有进行过美容手术，术前要详细了解求美者的诉求和手术计划，以免和治疗有冲突。编者此前遇到过一位咨询热玛吉的求美者，沟通以后发现其在某大型连锁医疗美容机构做面部线性提升术后还不满3个月，求美者觉得自己松弛的情况没有得到改善，要求进行热玛吉治疗。经过分析，这个求美者是因为自己"苹果肌"下移，自己感觉面部松弛情况严重。鉴于这个求美者PPDO线植入没有满3个月，热玛吉治疗有风险并且单部位要求改善需求比较大，沟通以后，编者为她进行了单部位悦升线的治疗，求美者术后满意度也比较高。编者也有接待

过悦升线植入没有满半年就来做热玛吉的，有颌面手术以后钢钉没有处理来要求做热玛吉的，有上午在别家做了保妥适注射下午就要求做热玛吉的等。热玛吉的治疗探头一旦与设备主机连接，就只有 4 个小时的有效性，因此我们治疗前一定要确认求美者的基本情况，管理好求美者进行各项医疗美容治疗的间隔时间，以避免不良反应的发生和耗材的浪费。

## 5.6　关注求美者的原发疾病

求美者如果有一些临床原发性疾病，比如甲状腺有结节的客户颈部热玛吉建议不要在甲状腺区域内进行操作；糖尿病患者，尤其是有明显糖尿病并发症，如皮肤感觉下降等的求美者，在进行热玛吉治疗时因其疼痛反馈迟钝，治疗后不良反应的发生率上升，需要提前进行沟通与确认。月经时间不准或者有推迟的客户建议尿检或者血检以后再进行治疗，以排除早孕可能。

还有许多治疗中需要考虑的原发性疾病，比如压力性荨麻疹、严重的心脑血管疾病等，不一而足。尽可能多地了解求美者的身体健康情况，对我们决定是否进行热玛吉治疗、合理选择治疗能量、规避医疗风险有着非常重要的意义。在此强调一下，压力性荨麻疹客户相对较常见，医师可以用划痕实验观察一下有无此症状，有此症状的求美者是可以进行热玛吉治疗的，但是术前要告之求美者情况，术后可少量单次使用含糖皮质激素控制风团。

## 5.7　关注求美者受术部位的皮肤情况

还有一些求美者拟受术部位是有一些其他皮肤问题的，比如色斑、痤疮、敏感、瘢痕、鲜红斑痣等皮损。热玛吉在治疗过程中并没有色素选择性，不同肤色人种都可以接受治疗，一般情况下，色斑的多少并不影响热玛吉的治疗；反而，因为热玛吉治疗后，皮肤胶原蛋白新生，一定程度上还能够改善顽固性的黄褐斑皮损；但若求美者短期内有过严重暴晒使得肤色明显加深，则建议推迟 4 周左右再进行热玛吉治疗。

粉刺型痤疮，皮损数量不是很密集的情况下，并不影响热玛吉的治疗，但是较为密集的结节型和囊肿型痤疮建议等痤疮皮损控制以后再进行治疗；敏感肌在急性与亚急性炎症期间是不能接受热玛吉治疗的，但是稳定期可以，且热玛吉射频能量在一定程度上可以改善敏感肌，不过操作的时候须合理把握治疗能量与皮肤反应，后面的章节会有详细的介绍；若求美者术区有大面积瘢痕，因瘢痕组织的热量传导和散失与正常皮肤组织不同，建议不要进行热玛吉治疗；若求美者存在严重瘢痕体质也不能做热玛吉；术区有鲜红斑痣或者血管瘤等情况同样不建议进行热玛吉治疗。

## 5.8　关注求美者的心理与精神健康

有少数求美者存在一定情绪、精神状态上的轻微异常，甚至有一些抑郁症、焦虑症、强迫行为等表现。针对这类求美者一定要在治疗之前就使其对自己的面部与形体有更加细节、正确的认知，并尽可能通过详细的沟通获取求美者的核心治疗需求，否则请尽可能不要为这样的求美者进行治疗。编者有遇到一些求美者术后觉得自己的脸不对称了，法令纹两侧长度宽度、角度不一样的，还有遇到过术后感觉自己"苹果肌"大小不一致的，还有觉得术后脸比原来"方"的等情况，大多是源于术前对自己的面部细节没有明确认知，术后在反复观察治疗效果的过程中发现了此类问题，反复思量引起不满，甚至引发严重的焦虑。

编者习惯和求美者在术前至少沟通 15 分钟以上，这个时间能让我们充分了解求美者、教育求美者，培养共同的治疗目标，控制术后效果期待值，达成相对一致的治疗理念，从而设计一个个性化的治疗方案。

# 第三部分
## 热玛吉的操作流程

# 第九章　术前准备

执笔：余燕　审校：齐显龙

## 1　受术者的评估与选择

热玛吉治疗成功的关键不仅仅与设备的选择、操作者的技术有关，理想的求美候选者也是保证治疗有效的至关重要因素。理想的求美者：①拥有适当的期望值；②轻度至中度的皮肤与皮下组织松弛；③减肥人士或者减肥后人士；④产后（停止哺乳后）。不理想的求美者：①期望值过高；②局部皮肤不能承受有效能量状态；③精神类疾病或身体原发疾病严重者。从最初交谈就与求美者设立合理的期望讨论是治疗成功的关键。确定求美者的关注区域和治疗目标，制订最佳个性化治疗方案，是提高求美者满意度的关键。

收集资料是对求美者的情况进行全面了解评估的过程。通过与求美者的交谈可获得健康情况的基本信息。包括求美者的基本资料：年龄、职业、文化程度等，以及对热玛吉的认知水平、沟通能力、合作程度及心理反应（紧张程度）等。求美者的既往手术史，治疗局部的皮肤情况，观察有无感染、瘢痕、皮肤病等。资料记录必须准确、真实、完整。

## 2　知情同意与风险告知

在热玛吉治疗前，向求美者说明治疗项目相关注意事项并且确认其已经完全了解项目的效果和风险是进一步确保满意度的重要环节。

术前求美者与医师应进行充分沟通，客观地认识治疗效果，并签署知情同意书与风险告知书。

知情同意书建议内容如下：

（1）适应证：热玛吉适用于局部皮肤和皮下组织紧致提升，在一定程度上达到组织复位的效果，改善局部曲线。适用于面部、颈部、上下眼睑和身体条件允许治疗的部位。

（2）绝对禁忌证：①身体已经安装并且无法自行卸下的助听器、心脏起搏器、人工心脏等医疗电子设备者；②严重皮肤病、心脏病、甲亢、对电流敏感者；③面部已经进行过金丝植入，体内植入金属（妇科金属节育器、骨科合金材料），硅胶，膨体等部位的周围禁止使用热玛吉；④近期（6个月内）做过近视矫正手术或者角膜等眼科手术的求美者禁止使用热玛吉进行眼周皮肤抗衰治疗；⑤已知怀孕者禁止使用热玛吉；⑦局部皮肤组织深度烧伤后瘢痕增生患者、手术伤口未愈合者、肿瘤晚期患者禁用热玛吉。

（3）非绝对禁忌证：①术区注射过玻尿酸、水光针及肉毒毒素，建议至少4周以后再做热玛吉；

②甲状腺疾病稳定期或者通过手术改善的求美者需提前告知医师，在操作过程中注意保护或绕开局部；③求美者热玛吉术区已经做过吸脂或自体脂肪填充等手术，需要确认伤口完全愈合，组织内瘢痕稳定，一般建议半年后再进行热玛吉治疗；④求美者治疗时应将其佩戴的金属饰品取下，以免干扰射频电流；⑤求美者口腔内有金属烤瓷牙、金属材料牙，需在口腔内垫湿性无菌纱布或棉球，保护局部组织；⑥求美者热玛吉术区之前有线性治疗史者，需详细询问线材品牌和材料，建议等待线材吸收以后再进行热玛吉治疗。

（4）治疗中的情况：治疗时可能会有不同程度的温热感、热烫感甚至轻微疼痛。为改善求美者治疗体验，可在治疗前 50 ~ 60 min 外用皮肤麻醉药膏，来缓解治疗中的疼痛感觉和对求美者起到心理安抚作用，缓解求美者的紧张情绪。

（5）眼部热玛吉求美者如之前接受过重睑手术的，需在术前告知医师，沟通确认治疗部位以及安全性后再行治疗。

（6）治疗后的即刻情况：治疗时可能会出现以下反应，但由于个体间有很大差异，其轻重程度有所不同，有时差异较大，但一般都比较轻微：轻度潮红（数小时）、红斑、水肿以及不同程度的疼痛感，均会逐渐消退（通常在 24 h 内），通常不影响上班和工作。极个别患者对治疗较敏感，偶尔出现暂时性的瘀青或者治疗的痕迹、全面部水肿、治疗区域触痛感、术区麻木、出现水泡等，可在几小时或几天内缓解。

（7）治疗后的远期效果呈现：治疗后的 2 ~ 3 个月，皮肤内部胶原蛋白新生，逐渐产生效果。为了获取最大疗效，通常要求 2 年左右重复治疗 2 次。

（8）治疗后的护理：术后 12 h 内治疗区皮肤禁止冰敷或热敷，治疗区建议使用医用护肤品，注意防晒；未经医师同意，不要使用其他药物和化妆品。如果需要可以在治疗后马上化妆（建议术后 3 天再进行彩妆）。1 周内清洁皮肤时应轻柔，使用的水温要相对低一些（温热）。避免进行桑拿浴或是蒸汽浴，禁止吸烟和酗酒，禁食辛辣刺激性食物。1 个月内配合补水基础护理，不可做其他面部按摩项目。眼部治疗至少 1 周以后才可佩戴隐形眼镜。

（9）其他风险：①若出现未告知的异常情况，应及时回诊；②受医学发展水平所限，尚无法满足人们的所有需求。

## 3　术前拍照、皮肤检测与资料保存

照片对于体现治疗进展，帮助求美者客观判断治疗情况有着相当重要的作用，是一种很必要的图像资料。图片资料能形象、准确、客观地反映患者的状态，作为原始资料补充文字及语言的不足。一旦出现医疗纠纷，可作为法律判断的重要依据。

拍照时保持设备、光线及场地布置在治疗前后一致，任何变动都有可能影响照片质量。对于每个拍摄角度进行明确标注，帮助求美者保证视线、体位角度一致。拍摄背景以黑色最佳，应与求美者身体保持适当且固定的距离。

拍照前准备工作如下：取下饰品，彻底卸妆，佩戴光面发箍，整理头发（头发束于脑后，不可干扰主体），露出耳朵，表情自然。

拍照时选取 5 个角度：正面，左侧 45°＋右侧 45°（暴露内眼角与外眼角），左侧 90°＋右侧 90°（**图 9-1**）。眼部拍摄包括睁眼和闭眼 2 个动作。拍照是展示疗效的最佳工具，标准化流程能有效保证照片质量。

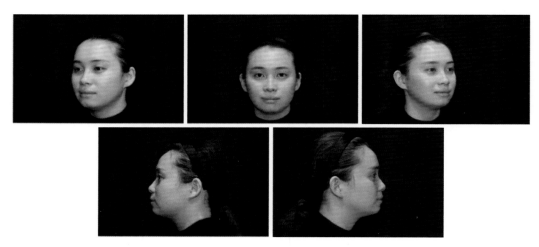

图 9-1　正确的面部拍照示例

## 4　治疗前物料准备

### 4.1　治疗房间

治疗房间是求美者接受治疗的场所，应选择一个安全、舒适、安静、整洁、私密性比较好的环境，以满足求美者生理、心理及治疗的需要。室内温度以 22 ～ 24℃为宜，相对湿度在 50%～ 60%为宜。

### 4.2　设备准备

将热玛吉电源线插入接地插座中，打开电源开关后系统将初始化，通电后自检程序将运行。自检期间，所有指示灯（LED）将闪亮，听到持续 5s 的声音，指明该机系统处于待用状态。选择治疗手柄（面部或身体手柄），将手柄电缆与该机前面板上的手柄接头相连，听到连接件发出"咔"的声响，连接完成。安装制冷剂，安装时需要沿顺时针方向转动以手动拧紧新的制冷剂瓶身，大约 3.5 圈。切勿过分拧紧制冷剂。

### 4.3　物料准备

面部热玛吉物料准备包含：面部治疗头、95% 酒精、生理盐水、备用制冷剂、耦合剂、乳胶手套、转印网格纸、一次性电极片、洁面用物等（**图 9-2**）。

身体热玛吉与面部热玛吉物料准备除治疗头不同之外，其余一致。

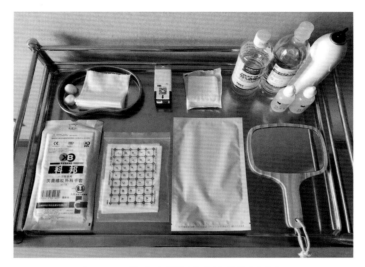

图 9-2 热玛吉面部治疗前的物料准备

眼部热玛吉物料准备包含：眼部治疗头、95% 酒精、生理盐水、备用制冷剂、耦合剂、盐酸丙美卡因滴眼液、一次性无菌注射器、一次性无菌盘、灭菌眼盾、乳胶手套、转印网格纸、一次性电极片、洁面用物等（**图 9-3**）。

眼部特殊的解剖结构，眼睑覆盖的角膜和球内晶状体不含血管。而血管对温度的调控至关重要，血流可加速循环散热，但角膜和晶状体一旦被加热就容易产生热损伤。所以眼盾相当于绝缘体，隔离射频的热传导，保证治疗的安全。植入眼盾前先用麻醉滴眼液（如盐酸奥布卡因滴眼液或者盐酸丙美卡因滴眼液）滴眼，以减轻求美者眼部的不适感。治疗结束取出眼盾后，用 0.9% 生理盐水冲洗眼部。眼盾应一人一用一灭菌，避免交叉感染。眼盾应选择高压蒸汽灭菌（循环寿命 50 次），也可采用低温等离子灭菌等。

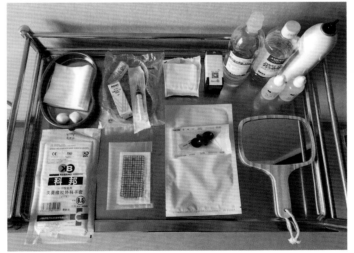

图 9-3 热玛吉眼部治疗前的物料准备

电极片贴置的位置会影响治疗的效果以及顾客的舒适度，关系到求美者身体阻抗的大小及治疗区接收能量的大小。电极片标准贴法：大部分治疗电极片最好贴置在低背腰侧，腹部治疗应贴置于大腿外侧。横向固定，使电缆线连接口指向外侧。确保整个电极片与患者皮肤完全接触，避免烫伤。在治疗过程中也应定时询问求美者电极片贴置处有无不寻常热感。

转印网格纸是为了在治疗过程中不遗漏、不重叠，减少操作随意性，精准分布每一发能量。面部网格纸转印方法：求美者平躺，网格纸呈垂直长方形（顶线放在眶骨上，与下睑平行；边线贴近嘴角）。将油墨较深的一面平贴于求美者脸部。要求闭眼，深吸气随即暂时屏息以防止吸入酒精。用95%酒精棉片在网格纸上轻轻涂抹，暂停几秒，让酒精充分湿润贴纸，揭开网格纸即可。眼部网格纸转印方法：求美者平躺，根据上下睑区域大小，裁剪眼部网格纸。一般上睑为 4 ~ 5 行方格，下睑为 2 行方格（其余同面部）。体部网格转印方法：可根据求美者治疗区域的大小，选择适量张数的身体网格纸（其余同面部）。注意：酒精切勿过多，也勿重复涂抹，否则网格纸容易模糊、破损。

# 5 求美者准备

## 5.1 一般准备

术前取下身体所有饰品，面部治疗应：①卸妆；②洁面；③拍照；④拍皮肤检测；⑤治疗部位敷表麻膏。眼部治疗还应取下隐形眼镜。身体治疗只需清洁治疗部位、拍照、外敷复方利多卡因乳膏。敷表麻膏的时间视求美者皮肤状态而定。

## 5.2 麻醉

### 5.2.1 美容皮肤麻醉特点和要求

美容皮肤求美者的治疗具有以下特点：①求美者一般都是在清醒状态下完成治疗的；②求美者的治疗一般是疗程式治疗，因此客户如果第一次治疗就感觉十分难以忍受，后续治疗就没有办法配合；③求美者本身不是患者，因此往往要求更高的舒适度和更好的体验感。所以美容皮肤科对操作时的疼痛管理要求会比较高，操作医师和护士要合理利用各种镇痛麻醉手段并且要时刻对求美者进行心理安抚。

### 5.2.2 美容皮肤常用的麻醉方式

美容皮肤科药物麻醉手段一般包括：表皮麻醉、口服药物或直肠给解热镇痛药麻醉、局部麻醉、阻滞麻醉、笑气麻醉、静脉麻醉、复合麻醉与联合麻醉等。其中表皮涂抹使用率最高。不论采用哪一种麻醉，医师一定要秉承安全前提，这是第一要素。表面麻醉，建议在试敏后，由专业护士开展，治疗过程中随时观察求美者的皮肤状态和个体感受。局部麻醉和阻滞麻醉应由有经验的医师完成，并严格掌握麻醉药物的剂量和用药方法。涉及吸入麻醉、静脉全身麻醉、椎管内麻醉、复合麻醉及联合麻醉，必须在有麻醉科室的医疗美容机构，由专业的麻醉科医师进行操作，并注意围麻醉期的安全。

#### 5.2.2.1 表面麻醉

表面麻醉是进行热玛吉治疗时最常选用的麻醉方式。

临床常用的表面麻醉药有 1% ~ 2% 丁卡因和 2% ~ 5% 利多卡因。根据作用部位，有多种给药方法。皮肤常用5%复方利多卡因乳膏（**图9-4**）涂抹，眼部用滴入法，阴道黏膜用涂抹法。表面麻醉也容易发生过敏反应和毒性反应，应予以重视。

5%复方利多卡因乳膏外敷是皮肤美容科麻醉最常见的手段，临床出现过敏反应的情况也是比较多见的，过敏反应一般在口周和法令纹区域比较常见，皮损常见是红斑并伴表皮化学灼伤。一旦发生即刻去除表面麻醉剂，用大量生理盐水冲洗干净后用加入地塞米松磷酸钠注射液的冰生理盐水（1mL地塞米松磷酸钠注射液加入100mL生理盐水）湿敷，红斑改善以后外涂艾洛松3天。3天内建议不要碰水，3天以后开始使用EGF凝胶，一般1周左右脱痂或者脱屑。之后1个月内一定要注意防晒，不然容易出现色素沉着。

眼部热玛吉放置眼盾前可以使用盐酸奥布卡因滴眼液（**图9-5**）或盐酸丙美卡因滴眼液等同类眼科麻醉滴剂降低客户对于眼盾和放置眼盾时的不自觉反抗，增加其舒适度。

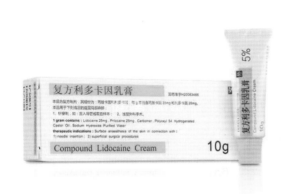
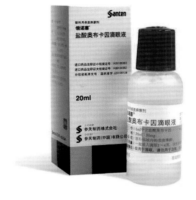

图9-4　复方利多卡因乳膏　　　　　　　　图9-5　盐酸奥布卡因滴眼液

#### 5.2.2.2　口服药物或直肠给药解热镇痛类药物麻醉（**表9-1**）

解热镇痛药物具有中等强度的镇痛作用，但其强度不及吗啡及其合成代用品。常用的解热镇痛药按化学结构可分为水杨酸类、苯胺类、吡唑酮类。美容皮肤科单纯使用口服药物或直肠给解热镇痛药麻醉效果不佳，一般是和表面麻醉配合使用加强效果。一般术前至少30min前口服或肛塞。

表9-1　常用口服或直肠给药的解热镇痛药物

| 常用种类 | 成分 |
| --- | --- |
| 散利痛<br>（复方对乙酰氨基酚片（Ⅱ）） | 每片含对乙酰氨基酚250mg、异丙安替比林150mg、无水咖啡因50mg |
| 布洛芬缓释胶囊 | 每粒含布洛芬0.3g |
| 吲哚美辛栓 | 每粒含吲哚美辛0.1g |

#### 5.2.2.3　局部麻醉和局部浸润麻醉

美容皮肤科局部麻醉是暂时阻断神经的传导功能，从而使神经支配区域暂时麻醉无痛，但是对于深感觉和温觉依然会存在。

局部麻醉常用药分为酯类、酰胺类。酯类麻醉药有普鲁卡因、丁卡因、氯普鲁卡因，酰胺类有利多卡因、布比卡因、罗哌卡因。

根据时效分为长效（丁卡因、布比卡因、罗哌卡因）、中效（利多卡因）、短效（普鲁卡因）。美容皮肤科常用药为利多卡因，一般会用于激光祛痣或者皮赘。

局部浸润麻醉是将 0.5% ~ 2% 的利多卡因或者罗哌卡因单独或者混合使用，加入 1 ∶ 200 000 的肾上腺素。用 30g 注射针刺入皮内，形成皮　、然后用长针分层注射。一般进行热玛吉操作甚少使用局部浸润麻醉。

#### 5.2.2.4　神经阻滞麻醉

神经阻滞麻醉是将局部麻醉药液注射至神经干或其主要分支周围，以阻断神经末梢传入的刺激，使被阻滞的神经分布区域产生麻醉效果。美容皮肤科常见为面部神经阻滞麻醉（**图 9-6**），一般为眶上神经、眶下神经、颏孔注射。在这 3 个神经孔附近注射或者直接刺入神经孔，2% 盐酸利多卡因注射液注射或者稀释注射。在线雕和注射美容中经常会使用神经阻滞麻醉，其优点是基本不干扰注射部位的容量，麻醉效果好，技术比较容易掌握。

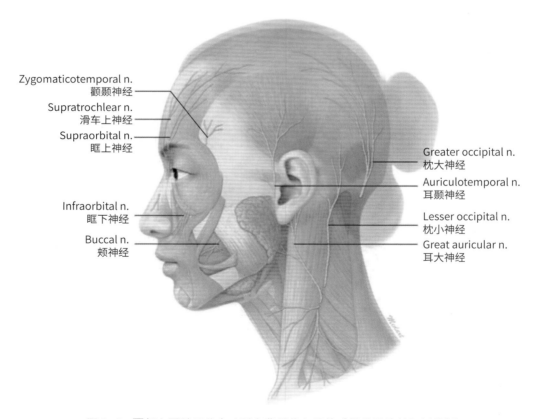

图 9-6　面部主要神经分布（引自曹思佳主译的《微整形注射解剖学》）

**眶上孔体表定位**：眶上缘中内 1/3 交界处。麻醉范围前额外 1/3 至双颞区，向后延伸至颅骨中后的位置。

**眶下孔的体表定位**：位于眶下缘中点以下，相当于鼻尖至眼外角连线的中点。麻醉范围：同侧下睑、鼻眶下区、上唇、上颌前牙、前磨牙以及这些牙齿的颊牙槽突、骨膜、牙龈、黏膜和嘴唇的其他组织（**图 9-7**）。

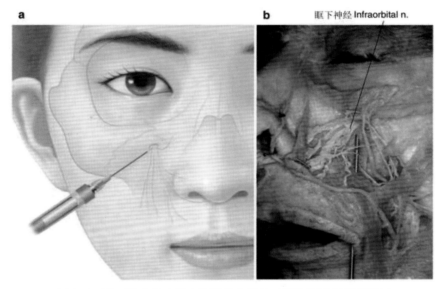

图 9-7　眶下孔定位（引自曹思佳主译的《微整形注射解剖学》）

**颏孔的体表定位**：位于下颌骨体的外侧面，正对下颌第一、二前磨牙间的下方，下颌体上下缘连线的中点（**图 9-8**）。麻醉范围：同侧下唇、下颌前方牙龈等部位的软组织手术。

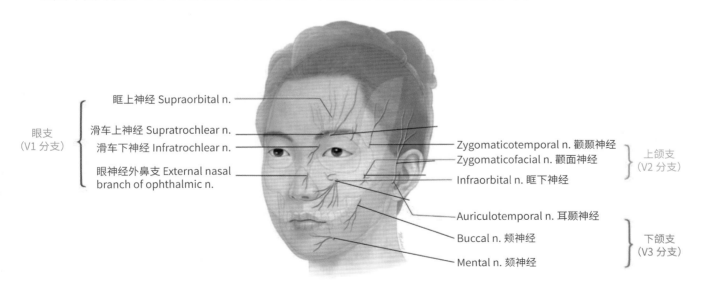

图 9-8　颏孔定位（引自曹思佳主译《微整形注射解剖学》）

进行热玛吉治疗时，甚少采用神经阻滞麻醉，原因有二。首先，面部神经阻滞麻醉无法使整个面部皮肤进入痛感减弱的麻醉状态；其次，对于阻滞麻醉起效的范围，因其镇痛效果过强，皮肤将失去疼痛反馈，从而无法合理选择正确的治疗能量，使热玛吉的不良反应发生率增加。

### 5.2.2.5　笑气麻醉（图 9-9）

一氧化二氮（Nitrous oxide），又称笑气，化学式为 $N_2O$，无色、有甜味气体，是一种氧化剂，在一定条件下能支持燃烧，但在室温下稳定，有轻微麻醉作用，其麻醉作用于 1799 年由英国化学家汉弗莱·戴维发现。一氧化二氮能使患者降低痛觉，而且吸入后仍然可以保持意识清醒，不会神志不清。但"笑气"进入血液后会导致人体缺氧，长期吸食可能引起高血压、晕厥，甚至心脏病发作。此外，长期接触此类气体还可引起贫血及中枢神经系统损害等。

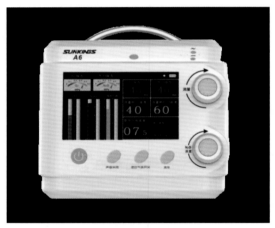

图 9-9　笑气麻醉设备

### 5.2.2.6　全静脉麻醉和经气管插管全麻

丙泊酚（图 9-10）广泛用于静脉麻醉，作用时间短，恢复快，深度容易控制。在使用过程中应注意，对血压的监测，药物对呼吸的抑制，丙泊酚存在注射痛，另外如果对大豆过敏，或者脂肪代谢紊乱者应慎重。

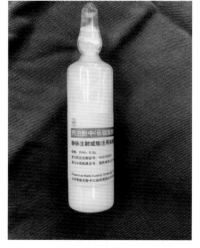

图 9-10　丙泊酚，俗称：小牛奶

全静脉麻醉在临床过程中常见于外科皮肤科联合手术，因外科手术需要采用经气管插管的方式。单独皮肤治疗采用这种全静脉麻醉的情况很少。

全静脉麻醉相对于非全静脉麻醉的优势：

（1）可以达到更完善的麻醉效果，手术的安全性更高。

（2）消除患者对手术的恐惧和紧张。

（3）减少麻醉药的使用。

全静脉麻醉都是需要在心电监护和麻醉师的辅助下完成。术前也要做相应的检查和术前身体健康状态评估。第一代热玛吉应用时是采用这类麻醉手段的，客户麻醉状态比较完全，疼痛反馈比较低，很容易产生大量水疱。

### 5.2.3　热玛吉治疗的麻醉应用

热玛吉治疗临床最常用的是表面麻醉，适用于上下睑、面部、颈部及身体各部。

一般情况下表面麻醉建议用保鲜膜封包局部增加效果（图9-11），封包麻药时间建议保持45～60min，分区清洁、分区治疗，客户体验感会有比较好的提升。客户比较害怕疼痛或对治疗有比较大的恐惧心理，可以在术前30min给予口服解热镇痛药物，一方面有一定的缓解疼痛的效果，在求美者自我心理上暗示自己麻醉药效有叠加。当然也可以联合阻滞麻醉。还有一种情况是客户对已知表面麻醉过敏反应的也可以使用阻滞麻醉。有条件的也可以使用笑气或者丙泊酚麻醉。笑气麻醉目前是有相关厂家提供设备，能比较精准地控制笑气流量和氧气流量，客户感受度比较舒适。笑气也可以和表面麻醉相互结合，增加求美者的疼痛管理。

临床操作热玛吉时，可以为求美者准备减压球并且安排助理和客户进行交流，缓解客户的紧张和疼痛。也可以播放一些轻音乐或者安排美容组的工作人员按摩客户的手臂、小腿等部位分散客户的疼痛注意力。

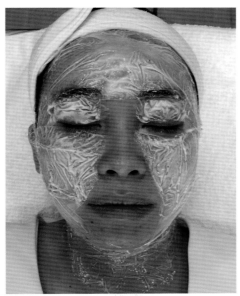

图9-11　面部及颈部外敷复方利多卡因乳膏

# 第十章 操作流程及操作技巧

执笔：陶斯静 审校：齐显龙

## 1 再次评估与设计

由国内外专家共识认可的 X–Y–Z 轴治疗流程，已经是热玛吉设备操作培训时都会提及的标准化治疗流程，编者在此不额外赘述。

这里，编者想要用更多篇幅用于探讨如何依据每位求美者的面部轮廓特点、衰老程度、主要诉求进行个性化评估，并依据评估结果给予合理设计与操作，以更加提高热玛吉操作治疗的效能。

想要在有限的发数与能量下尽可能达到让求美者满意的效果，术前的沟通、评估与设计至关重要。在护士做好全部准备工作之后，开始治疗之前，操作医师应该最后一次对求美者治疗区域的具体情况做出评估，以合理安排治疗计划与发数。

### 1.1 面部

#### 1.1.1 面部松弛程度、位置、组织松垂方向的确认

热玛吉年轻化治疗实际是面部衰老的逆向调节，要实现面部年轻化治疗，首先我们需要了解求美者皮肤衰老松弛的方向，以及面部皮下软组织容量的变化。

从正面及双侧面 3 个角度观察评估求美者皮肤松弛的程度与位置。捏起皮肤及皮下组织确认组织厚度及弹性，推动颧颊脂肪垫、颧弓处皮肤、耳前皮肤、口角囊袋等部位，确认皮肤组织的流动性、确认皮肤组织的松弛方向（**图 10–1 ~ 图 10–3**）。

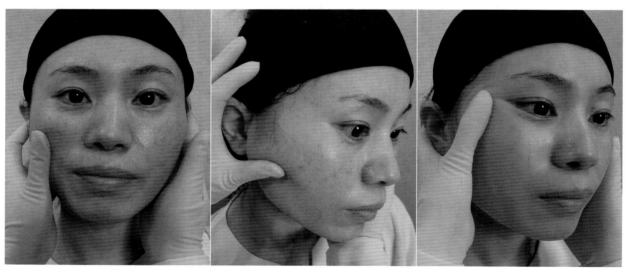

图 10–1　触诊

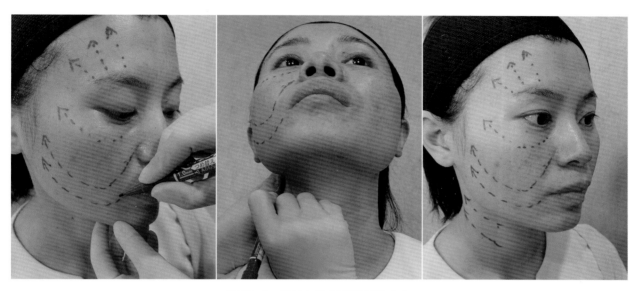

图 10-2　确认与标记组织松垂方向

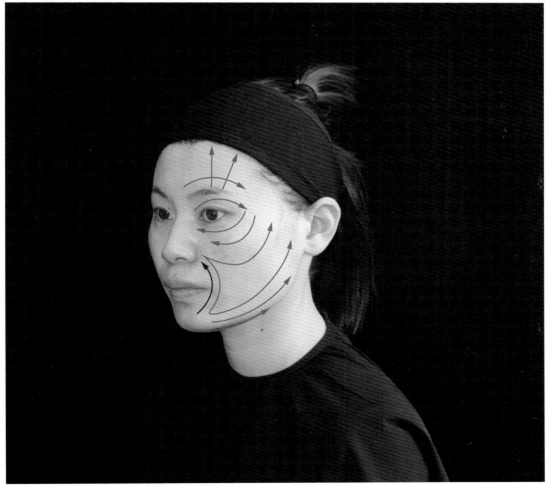

图 10-3　面部皮肤组织松弛方向的逆向调节

### 1.1.2　容量缺失与容量过盛区域的标记（**图 10-4**）

面部浅层的皮下脂肪被大量纤维间隔分隔成不同的浅层脂肪室，以中面部为例，从外侧至内侧，分别为外侧颞颊部脂肪室、颊中间脂肪室、颧脂肪垫及鼻唇侧脂肪室，以及下面部的下颌上脂肪室与下颌下脂肪室；另外对面部轮廓有着显著影响的，尚有位于 SMAS 筋膜深层，甚至深入面部支持韧带及肌肉深层的深脂肪室，例如 SOOF（眼轮匝肌下脂肪室）、颊脂垫及颊深外侧脂肪室等。

整体来说，伴随着衰老过程中皮肤、皮下组织纤维间隔与面部支持韧带系统的弹性降低，面部深脂肪室整体呈现出萎缩的倾向，而面部浅层脂肪室上 1/3 呈现下移与萎缩的特征，下 2/3 呈现出松弛与臃堆的倾向，因而，我们常常可以在求美者脸上看到随着衰老呈现出来的不同的组织容量变化。

在眶下区及内侧颧颊部，也就是我们俗称的泪沟与苹果肌部位，以及侧面部颧下区域，呈现出明显的容量缺失，也就是求美者十分在意的"泪沟""苹果肌干瘪"及"颊凹"问题。

而在鼻唇皱襞、口角区域、下颌区域，出现明显的组织容量过盛，而使得面部轮廓臃肿、堆积，使人显得笨拙、老态。

基于热玛吉在皮肤及皮下组织中产生的热能沿着纤维间隔进行传导，从而改变脂肪组织体积与弹性的原理，在热玛吉治疗过程中，对于上述浅脂肪室移位、臃肿堆堆积而致组织容量过盛的部分加强治疗，而对于因脂肪室位移与萎缩而造成的容量缺失部分，则应尽量避免进行多次反复的治疗，避免使其更加凹陷。在治疗过程中，编者发现，在组织容量缺失的位置周围进行适当治疗，可因为增加周围组织弹性，而使凹陷区域在治疗后呈现一定程度的饱满改善。

因而在治疗前，我们将容量缺失区域与容量过盛区域进行标记十分必要，这也是为选择热玛吉作为抗衰手段的求美者定制个性化治疗方案的基础。

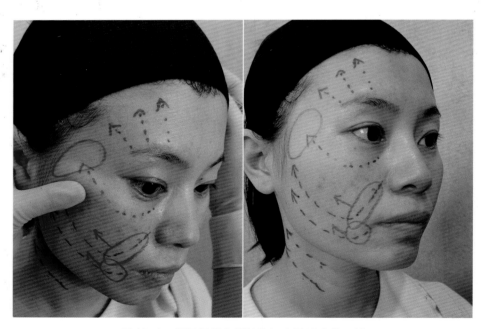

图 10-4　标记组织容量缺失与容量过盛的区域

### 1.1.3 标记面部支持韧带系统位置

面部支持韧带系统是一种走行于面部软组织之间的结缔组织复合物，作为浅表肌腱膜系统（SMAS）和真皮与深筋膜及骨膜的锚定点，起支持、固定其相应区域面部的皮肤和皮下组织，维持正常的解剖位置的作用。

可以认为中面部与颊部的组织是通过4个主要的支撑点悬挂固定于骨膜上，这4个主要支撑点分别是颧弓韧带、颊上颌韧带、下颌韧带与颈阔肌耳韧带，因而在热玛吉治疗前的评估工作中，应格外关注这4个位置的紧致情况，必要时可用手指推动相应位置的皮肤与皮下组织，评估韧带弹性是否流失，并在其相应位置设计相应治疗发数，以增加支持韧带系统的弹性，提高治疗效果。

### 1.1.4 沟通确认治疗方案

医师与求美者之间的意见分歧往往是客观存在的，例如，医师更多地关注求美者的面颊皮肤松垂与上睑皮肤松弛情况，而求美者本人更在意下颌缘的紧致度与下睑的皱纹问题。所以需要在治疗前与求美者再次沟通确认，明确并统一需要着重治疗的目标区域（**图 10-5**）。

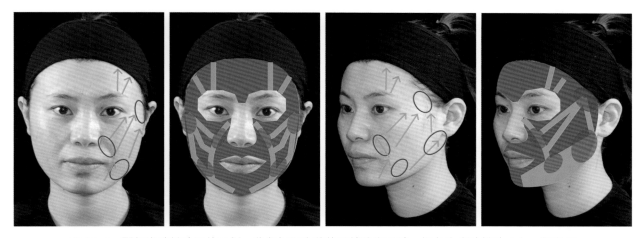

图 10-5　面部皮肤松弛评估示例：紫色标识为整体平铺治疗区域，橙色为皮肤松弛方向，红色区域为着重治疗的目标区域

## 1.2　眼部

不同求美者对于眼部热玛吉的紧致需求因人而异，治疗前应仔细评估并沟通好需要重点治疗的区域与范围，以提高治疗的满意度（**图 10-6**）。

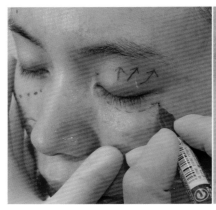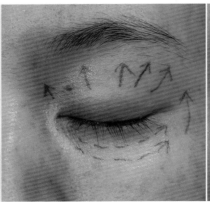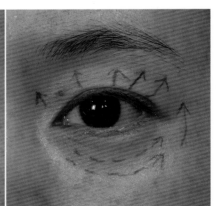

图 10-6　眼周皮肤评估

上下眼睑的治疗都是定点覆盖整个治疗区，但在操作时应注意治疗顺序，一般建议从标记的逆向提升线的起点开始，沿拟提升的方向，至治疗范围边缘（**图 10-7**）。

上下睑老化松弛方向　　　　　　　　　　　　"X""Y"轴紧致——定点矢量覆盖方向

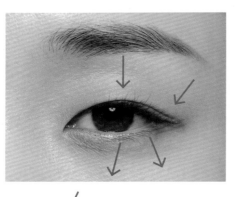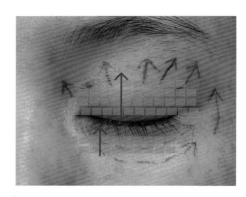

↙ 松弛方向　　　　　　　　　　　↑ 上下睑：由内侧向外侧、由下而上

图 10-7　眼周"X""Y"轴收紧治疗

## 1.3　身体各部

与面部与眼部的治疗一样，身体的热玛吉治疗也需要对治疗区域进行视诊、触诊与问诊沟通，对治疗区域进行最后的评估与确认。我们进行身体线条重塑，要按照皮肤衰老下垂的方向逆向调节，由下而上（身体各部位的逆向调节大致如**图 10-8**所示），并以局部组织臃肿、松弛区域作为问题区域进行加强治疗。

对于不同部位、不同求美者的不同美容需求，操作医师要根据其具体情况进行紧致方向及重点治疗部位的设计，如**图 10-9**～**图 10-13**。

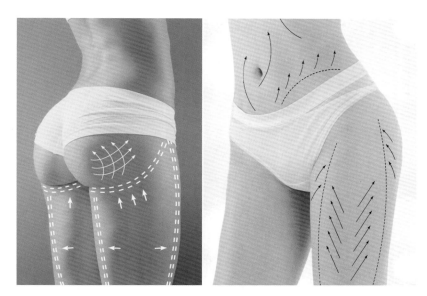

图 10-8　身体部位的紧致方向示例

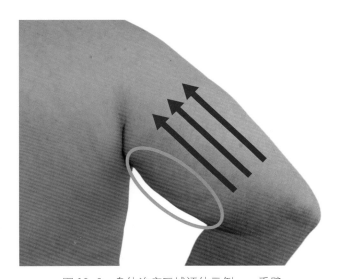

图 10-9　身体治疗区域评估示例——手臂

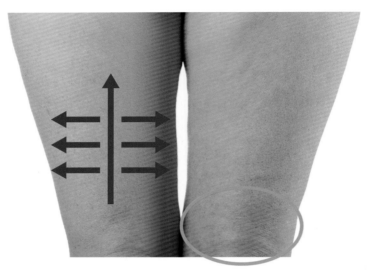

图 10-10　身体治疗区域评估示例——大腿与膝盖

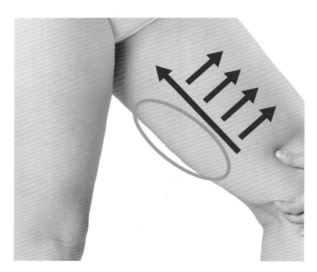

图 10-11　身体治疗区域评估示例——大腿内侧

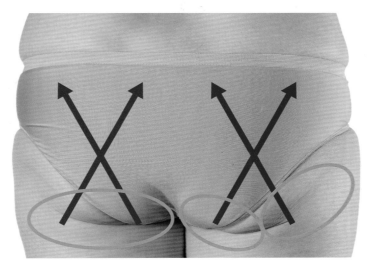

图 10-12　身体治疗区域评估示例——臀部

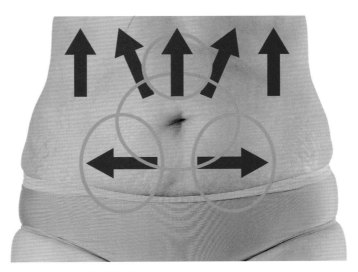

图 10-13　身体治疗区域评估示例——腹部

## 2　治疗前准备

最后一次评估结束后，即可以开始进行治疗前准备，将治疗触点安装在手具前端，嘱护士连接返回垫，在治疗区域转印网格纸（**图 10-14**）。

对于大部分部位（眼部、面部、四肢）的治疗，电极片最好粘贴于低背部腰侧，腹部治疗应该贴合于大腿近腘窝外侧区域，这些区域相较于后背肩胛这类骨性区域更为安全。

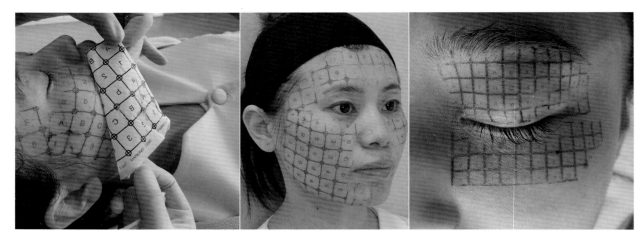

图 10-14 面部及眼部治疗网格

转印网格纸时需注意，皮肤需干燥、洁净，最好使用 95% 的酒精，酒精浓度过低网格转印会欠清晰。

眼部治疗前，需要做一个额外的准备工作，即帮助求美者佩戴眼盾。佩戴眼盾前应使用含有麻醉成分的滴眼液降低角膜反射，提高佩戴眼盾的舒适感。根据国人的情况在植入眼盾时应先让求美者向下方看以植入上睑，再让患者向上看植入下睑（**图 10-15**）。并且推荐单眼植入，在进行完一只眼的治疗后，取出本侧眼盾，再植入另一只眼睛的眼盾。

取眼盾前可先用无菌生理盐水冲洗眼睛，一方面可冲洗掉操作时流入的耦合剂，另一方面，可润滑眼盾与眼球之间和缝隙。取眼盾时切勿暴力操作，以免造成角膜损伤，术后求美者若有眼部不适，如干涩等情况，可使用透明质酸钠滴眼液缓解。

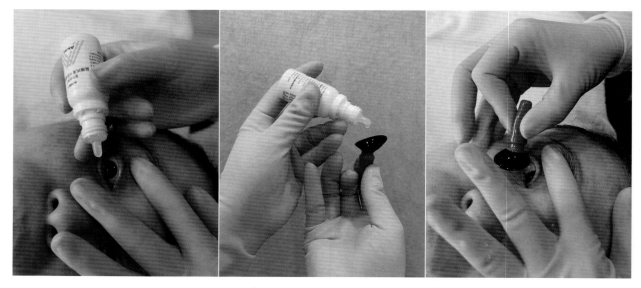

图 10-15 滴入麻醉滴眼液—润滑眼盾—戴入眼盾

准备工作完成后，在皮肤表面涂抹足量的耦合剂，开始治疗。

第四代热玛吉CPT在正式开始治疗前，有一个测试环节，在确认返回垫与求美者连接紧密后，按下CONTINUE键，操作界面会进入白色，此时需要给治疗区皮肤表面涂抹耦合剂，按下手具能量发射开关，然后将触点贴紧皮肤，保持轻微下压的力量，直至测试完成，界面跳到如**图10-16**最右侧所示，即可调整能量等级，正式开始治疗。

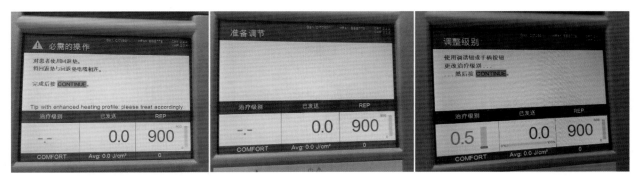

图10-16　Thermage CPT 准备界面

## 3　开始治疗

### 3.1　治疗起始位置的选择

治疗起始部位的选择原则是挑选对疼痛与温度最不敏感的区域开始。

一般面部治疗，建议从前额正中眉心位置开始测试，因为该处能够耐受的能量最大。

眼部治疗一般建议从远离睑缘的区域开始。

身体治疗则建议从皮肤或组织厚度最厚的地方，或从背侧开始。

### 3.2　起始能量的选择

第四代热玛吉的治疗能量共有8个能量等级，最小调节范围是0.5，每个能量等级下对应的能量密度见**表10-1~表10-3**。

表10-1　面部治疗头的治疗级别与能量密度

**全面部探头（TT3.00E4）：建议平均起始能量等级为3.5**

Thermage CPT
TT3.00E4 针对面部及身体治疗

| 治疗能量等级 | 0.5 | 1.0 | 1.5 | 2.0 | 2.5 | 3.0 | 3.5 | 4.0 | 4.5 | 5.0 | 5.5 | 6.0 | 6.5 | 7.0 | 7.5 | 8.0 |
|---|---|---|---|---|---|---|---|---|---|---|---|---|---|---|---|---|
| 能量密度 | 7 | 9 | 12 | 14 | 17 | 19 | 22 | 24 | 27 | 30 | 32 | 35 | 38 | 40 | 43 | 46 |

表 10-2　眼部治疗头的治疗级别与能量密度

**热玛吉：眼部探头（TT0.25NB1）：建议平均起始等级2.0**

Thermage
TT0.25NB1 用于眼部治疗

| 治疗能量等级 | 0.5 | 1.0 | 1.5 | 2.0 | 2.5 | 3.0 | 3.5 | 4.0 | 4.5 | 5.0 |
|---|---|---|---|---|---|---|---|---|---|---|
| 能量密度 | 24 | 28 | 32 | 36 | 40 | 44 | 48 | 52 | 56 | 60 |

表 10-3　身体治疗头的治疗级别与能量密度

## 推荐 Body Tip16.0 起始等级 3.0　　　　　　Body Tip16.0

| 治疗区域 | 小部分身体部位 胸罩区域以下 膝盖以上 | 四肢部位 大腿 手臂 | 大面积身体部位 小肚腩 臀部、大腿较粗部位 |
|---|---|---|---|
| 需用网格纸 | 1 张 16.0 皮肤标记纸 | 1~2 张 16.0 皮肤标记纸 | 2~3 张 16.0 皮肤标记纸 |
| 基本覆盖 | 2 次覆盖 | 2 次覆盖 | 2~3 次覆盖 |
| 矢量覆盖 | 1~2 次矢量覆盖 1~2 个问题区域 | 2~3 次矢量覆盖 2~3 个问题区域 | 多次矢量覆盖 多个问题区域 |
| 建议脉冲数 | 175~250 发 | 250~325 发 | 325 发以上 |
| 操作时间 | 30~40min | 40~50min | 50~60min |

| 覆盖次数 | 脉冲数 |
|---|---|
| 1 | 50 |
| 2 | 100 |
| 3 | 150 |
| 4 | 200 |

\* 使用 16.0 皮肤标记纸

　　一般来说，面部与身体治疗建议从能量等级 3 ~ 4 开始尝试，眼部治疗建议从能量等级 2 开始尝试，并随时关注求美者的疼痛反馈，以求美者感到"有热烫感或微微刺痛感但可以忍受"为宜。随着治疗的进行，射频能量产生的热量在皮肤与皮下组织逐渐蓄积，求美者会逐渐感到越来越疼痛，治疗过程中需要随时关注求美者的感受，及时进行能量等级的调整。

## 3.3　治疗发数的安排

　　第四代 Thermage CPT 不同治疗头一览见**表 10-4**。

表 10-4　第四代 Thermage CPT 不同治疗头一览

| 治疗头治疗标准 | 眼部治疗头 0.25 | 身体治疗头 16.0 | 黄金治疗头 3.0 |
| --- | --- | --- | --- |
| 加热深度（1/e） | 0~1.1mm | 0~4.3mm | 0~4.3mm |
| 发数 | 450 | 500 | 900、1200 |
| 治疗头有效时间 | 300min | 240min | 240min、270min |
| 温度传感器 | 2个 | 4个 | 4个 |
| 工作面积 | 0.25cm² | 16.0cm² | 3.00cm² |

不同区域的发数设计并无定论，根据求美者皮肤弹性、核心诉求区域与皮肤对疼痛与热的耐受，可以进行灵活调整，但要求左右双侧在无特殊要求的情况下尽可能保持一致（**图 10-17**）。

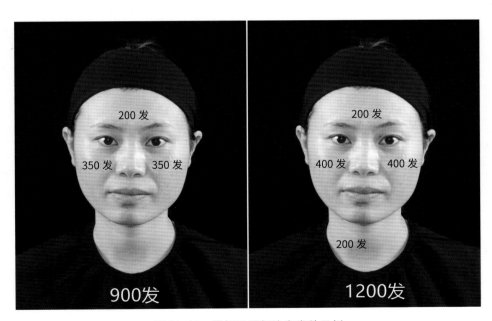

图 10-17　面部及颈部治疗发数示例

## 3.4　治疗流程

### 3.4.1　面部

人的面部是非常典型的不可展开曲面，整体的结构是三维的、立体的，不同位置的皮肤结构域厚度都不尽相同，相应的，其松弛程度也是不同的，所以如果我们将所有的发数按照相同的平面进行施打，往往无法达到更好的 3D 立体紧致塑颜效果，因而如果想要达到更好的效果，我们需要依据对求美者面部情况进行个性化评估，并根据评估结果，采用更加丰富和多样的治疗进行累加，达到个性化定制，从而在有限的治疗发数与可耐受的治疗痛感下，尽可能提高治疗效果。

（1）均匀平铺：2 ~ 4 遍定点全覆盖，每列脉冲交替，第一列每脉冲依次打在小方格内，第二列每脉冲依次打在小圆圈处，一遍治疗结束后再进行下一遍，不要在同一个治疗区域内反复叠加与重复，以避免能量过高。一般面部推荐从上至下、从内至外进行治疗，从而使求美者逐渐适应治疗时的不适感，尽可能避免从刚一开始治疗就作用在较敏感的区域。**图 10–18** 示面部治疗敏感区域。

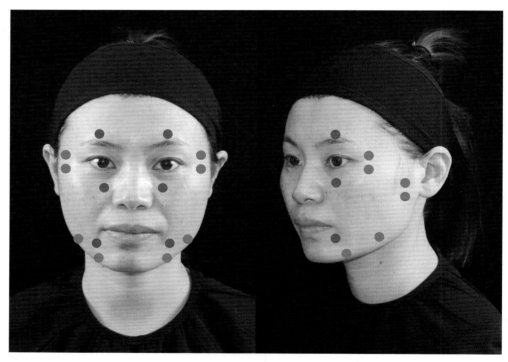

图 10-18    面部热玛吉治疗敏感区域示意

（2）逆向调节：4 ~ 6 遍松弛方向逆向调节滑动，顺着治疗前评估与设计的情况，在松弛明显的区域，沿着我们期望的紧致方向，沿着设计好的线条进行滑动式治疗。

进行逆向调节收紧时，有些医师选择用滑动的手法进行操作，在此，编者认为，进行滑动手法治疗时，安装在治疗触点 4 个角的温度监测器会不断监测皮肤温度，冷媒会不断释放出来降低表皮温度，冷热的频繁交替增加了治疗触点上高分子材料薄膜的破损概率，增加皮肤烫伤的风险。另外，滑动手法本质上将能量分散在滑动区域，无法让能量集中作用于皮肤和皮下组织，加热全层组织的时间不够，很难在短时间内达到有效温度，使治疗后的远期效果欠佳。

（3）区域性加强收紧：根据术前评估的情况，在组织容量凹陷区域周边、组织容量过盛区域、面部支持韧带相关区域，进行有针对性的加强收紧治疗，一般一个特定区域施打发数不宜低于5发，建议叠加2～4遍。

### 3.4.2　眼部

眼部治疗仅需要进行全覆盖定点治疗（**图 10-19**）。但眼部皮肤较面部皮肤更加娇嫩、敏感，治疗中提前知悉可能的敏感区（**图 10-20**），适当提前沟通提醒或降低能量，能让求美者有更好的体验感。

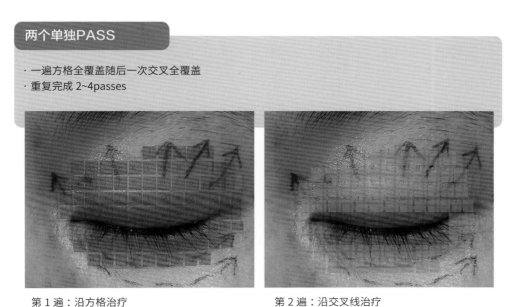

第1遍：沿方格治疗　　　　　第2遍：沿交叉线治疗
第3遍：沿方格治疗　　　　　第4遍：沿交叉线治疗

图 10-19　眼部治疗定点脉冲示意图

## 第四代 Thermage 平台　　EYE Tip0.25

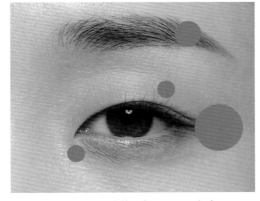

常见敏感区：内外眼角、眉弓、上睑

图 10-20　眼周热玛吉治疗敏感区

### 3.4.3　身体

身体与眼部一致，先进行一遍全方格覆盖后再进行一遍全交叉覆盖，重复进行直到完成 4 ~ 6 遍全覆盖；治疗应从下方往上方治疗，4 ~ 6 遍之后，可以沿着设计好的紧致方向进行收紧，并在问题区域滑动进行加强治疗。

## 4　半侧治疗完成后引导求美者观察即刻效果

热玛吉治疗即刻即会展现明显的紧致效果，而当双侧都完成治疗后，因为缺乏对比，求美者往往对治疗效果缺乏认知与认可，因而编者认为，在半侧治疗完成后，务必请求美者坐起身，引导他（她）仔细观察治疗侧发生的紧致变化。编者在临床工作中会习惯引导求美者用自己的手机拍下单侧治疗后的正面自拍照以备日后追溯（**图 10-21**）。

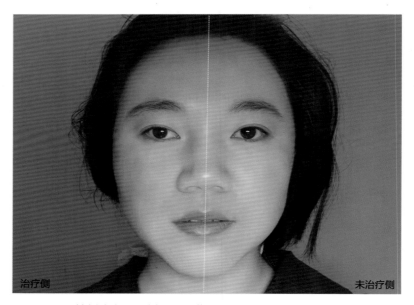

治疗侧　　　　　　　　　　　　　　　　未治疗侧

图 10-21　单侧治疗后即刻，可见苹果肌上移，法令纹变浅，轮廓更紧致

## 5　操作中的注意事项

（1）保持触点与皮肤垂直，确保治疗头与皮肤完全且平整地接触，使用足够且均匀的力量向下压力，保持充分接触，但压力不能过大，发射脉冲期间保持压力均匀，直到脉冲发射完毕方可抬起触点，在矢量线方向施打时，可将松弛的皮肤向预期收缩的方向轻轻推动。

（2）治疗过程中，定期在皮肤上涂抹大量耦合液，900 脉冲的治疗大约使用 1 瓶 60mL 的液体，耦合剂过少可能会增加治疗风险。

（3）治疗手柄的振动模式（**图10-22**）可以很好地改善求美者的疼痛感，但振动有使触点接触不佳的风险，故推荐操作更加熟练的医师选用，使用过程中时刻关注求美者对振动强度的反馈。

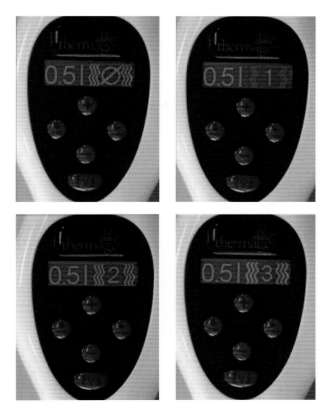

图10-22　治疗手柄振动强度

## 6　术后护理

术后12 h内治疗区皮肤禁止冰敷或热敷，治疗区建议使用医用护肤品，注意防晒；未经医师同意，不要使用其他药物和化妆品。如果需要可以在治疗后马上化妆（但最好不要）。1周内清洁皮肤时应轻柔，使用的水温要相对低一些（温热）。避免桑拿或是蒸汽浴，禁止吸烟和酗酒，禁食辛辣刺激性食物。1个月内配合补水基础护理，不可做其他面部按摩项目。眼部治疗至少1周后才可佩戴隐形眼镜。

## 7　随访观察以及效果评价

应嘱求美者于治疗后1个月、3个月、6个月复诊，拍摄术后照片，用于随访观察并评价效果。

# 第十一章　热玛吉常见不良反应与并发症

执笔：陶斯静　审校：齐显龙

热玛吉治疗极少报告严重的不良事件，红斑与水疱是这些不良事件中最常发生的事件（**图 11-1**）。

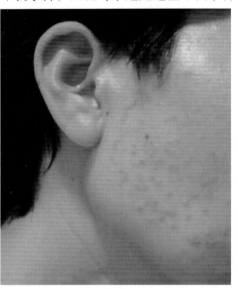

图 11-1　热玛吉治疗后皮肤出现细小水疱

大部分单纯红斑会在治疗后 24h 内退去，水疱会在 2 ~ 3 天吸收并逐渐结痂（**图 11-2**），保护好创面，一般不会遗留永久性瘢痕。

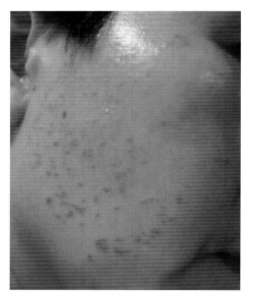

图 11-2　患者的水疱 3 天后结痂

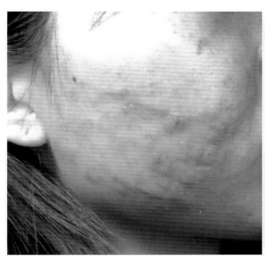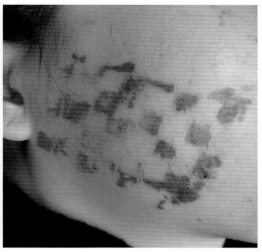

图 11-7 使用回充头导致的大面积浅 II 度烫伤（左：热玛吉治疗后即刻；右：治疗后 5 天）

其他可能出现的不良反应大多与未合理安排与其他医疗美容治疗方式的间隔时间有关，如填充剂的移位、线材的溶解等，详细内容参见后续相关章节。

# 第四部分
## 热玛吉与整合医学美容

衰老是生物界最基本的自然规律，皮肤衰老是机体衰老在人体上最为清楚和直观的表现，皮肤老化现象由多种因素共同作用，包括皮肤生理功能和组织结构等多种改变。

我们都知道，皮肤的衰老，既有内源性的，即由年龄、遗传、身体重要器官的生理功能减退引起的皮肤衰老，属于自然老化，其主要的发生机制是遗传基因的改变、代谢产物的损伤与神经－免疫－内分泌调节失调；又有外源性的，即环境因素引起的皮肤衰老，常见的发生原因为日光、紫外线的反复照射、热辐射、吸烟或其他有害化学物质的频繁接触与极端变化的气候条件。

无论是内源性还是外源性的皮肤衰老，皮肤衰老的早期，都从基底层细胞的改变开始。随着皮肤老化，基底层细胞的大小、形态开始改变，细胞内染色体的变异开始增加，表皮细胞更替速率减慢，表皮厚度以每年 6.4% 的递减幅度变薄，在女性皮肤中更甚，从而使表皮层变薄、干燥、松弛，真表皮交界处扁平化，皮沟、皮脊形态和数量改变，使皮肤纹理变得杂乱、粗糙，少数人因表皮层厚度锐减，而表现出明显的纹理缺失。干燥、粗糙的角质层对光线以非镜面的方式进行反射，兼之随着肤龄增加，黑色素细胞局部增殖，使皮肤表现出明显的肤色加深及晦暗。

随着表皮层的退缩、脂质的减少、经表皮水分丢失量的增加，使衰老皮肤的屏障功能减退；兼之衰老肌肤存在血液循环与微循环障碍，呈现一种"嗜血栓"状态，毛细血管弹性与变应性下降，短期紫外线损伤使毛细血管增多，长期紫外线损伤与皮肤衰老使得血管新生减少，使皮肤在衰老进程中出现明显的炎症相关皮肤问题，比如毛细血管扩张、潮红、瘙痒、粗糙脱屑等。

当皮肤衰老的进程更加深入，自由基开始损害正常组织功能，破坏基质正常组分，使胶原蛋白合成下降及基质金属蛋白酶释放增加，最终使胶原蛋白降解大于合成。随着生物体的增龄，非酶糖基化反应使相邻的蛋白质等物质发生交联，影响真皮层胶原蛋白与弹性纤维结构，也可造成其生物学功能的改变。这些变化会造成皮肤弹性下降，皱纹不易平复并不断加深，从而促进皮肤衰老。羰－氨反应是自由基氧化和非酶糖基化两大生化副反应的共同点和兼有反应，是老年色素形成的关键过程，是氧化和糖基化造成缓慢生物老化过程中不可避免的，并且是大部分不可修复的核心过程。真皮层发生着的各种微观变化，使皮肤真皮层弹性纤维合成开始减少，细胞间基质内的胶原蛋白流失，表现为皮肤弹性下降，形成长轴沿皮纹方向分布的椭圆形毛孔，进而导致皮肤松弛、皮肤与皮下组织随重力作用明显下垂，引起皮肤轮廓与外观的显著改变。

所以，当求美者逐渐意识到皮肤及皮下组织的弹性开始下降、面部轮廓开始呈现肉眼可见的改变，以至于出现非常明显的松弛、下垂，有充分的"主观意愿"来寻求"紧致与提升"的时候，往往求美者皮肤的衰老进程已然过半，除了求美者主观上认为的"松"与"垂"之外，往往伴随着屏障功能减退、皮肤暗沉粗糙、敏感状态、毛孔粗大等各类皮肤在衰老进程中必然发生的各类问题，因而，在为求美者解决与改善"松弛"问题的同时，我们尚需要整合考量求美者的皮肤情况与求美者的心理预期，采取多种方式，整合、全面、定制化地为其设计皮肤美容抗衰方案。

# 第十二章　热玛吉与其他紧致提升类医疗设备的区别与组合

执笔：陶斯静　审校：齐显龙

随着求美者对抗衰紧致需求的逐渐重视，非手术型的紧致提升类设备逐渐走进人们的视野，并越来越多地被广大求美者和医美从业者重视起来。

市面上常见的紧致提升类的设备主要分为三大类，即我们皮肤科医师常挂在嘴边的"电""声""光"。虽作用机制各不相同，但殊途同归，各类紧致抗衰类的设备的核心原理都是通过真皮及皮下组织的加热，达到使胶原蛋白缩短、变性、再生，从而产生即刻提升、持久紧致的效果，但如何区分不同设备的作用原理、使用方式，又如何根据求美者的具体情况有机地进行结合与搭配呢？

本章我们将详细介绍热玛吉与其他紧致提升类医疗设备的区别与组合关系。

## 1　热玛吉与传统射频紧肤治疗设备

众所周知，热玛吉的本质其实就是一种射频，这一点与我们常用的其他普通射频紧肤治疗设备并无不同。但两者从工作方式上存在很大的不同。

### 1.1　传统射频紧肤设备的局限

前文我们已经简要介绍过，医疗美容领域常用的射频设备根据其能量来源的数量，主要分为单极射频、双极射频与多极射频，其中单极回路射频设备的穿透深度最深，组织加热最为彻底，但同时也伴随着更明显的疼痛与更高的治疗风险。故传统的单极射频的预设能量均不会过于激进，且由于传统射频能量在生物组织内温度的"热衰减"模式（**图 12-1**），其在真皮层内的组织加热程度往往不足以使单次治疗产生足够的胶原蛋白变性，从而往往需要反复多次叠加治疗（**图 12-2**），逐渐难以适应求美者日益提高的期望与繁忙的工作生活节奏。

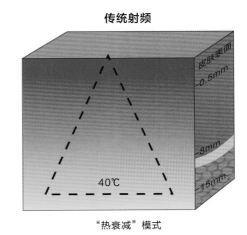

图 12-1　传统射频"热衰减"模式

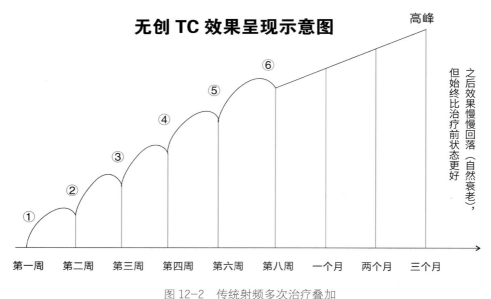

图 12-2　传统射频多次治疗叠加

## 1.2　热玛吉较之传统射频紧肤设备的优势

　　热玛吉作为一种电容式的单极回路射频设备，通过受控的闭合环路，引导能量深层穿透，使得热玛吉的 RF 能量能够通过皮肤及皮下组织的纤维中隔进行传导（**图 12-3**、**图 12-4**），达到立体的加热空间，使组织从 X、Y、Z 3 个轴向上进行三维结构上的收紧。同时，CPT 舒适脉冲技术（Comfort pulse technology）的应用也使热玛吉在治疗过程中尽可能地避免了传统单极回路射频极高的疼通感与表皮热损伤，使得治疗过程中 RF 能量的使用效率得到大幅度提升，打破传统射频紧肤治疗需要多次叠加治疗的瓶颈，真正实现"单次即有效"的显著治疗效果。

### 舒适脉冲技术

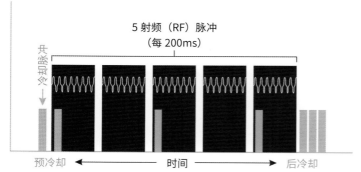

- 射频输出与冷却系统交织进行
- 射频子脉冲仅为 200ms 短于神经感应时间 230~250ms，以致神经电位来不及变化
- 振动功能（基于 Melzack 和 Wall 的疼痛门控学说）

> [这种新系统的益处包括患者舒适度增加、无须口服镇痛药、治疗更快、疗效更佳。]
>
> Neil Sadick,M.D.
> Sadick Dermatology,New York,NY

### 关于"振动"背后的科学

Ron Melzack 和 Patrick Wall 提出的疼痛"门控学说"指出，整个神经系统中，存在多种类型的神经纤维负责将来自肢体、组织和器官的人体感觉信息传递给大脑。小直径神经纤维携带疼痛冲动。向不舒适区域施以振动可以减轻疼痛，因为触摸刺激大直径神经纤维，大直径神经纤维依次关闭"闸门"。

图 12-3　CPT 舒适脉冲技术

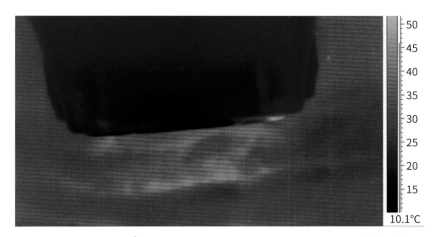

图 12-4　Thermage1.5cm² 治疗头的组织加热成像，图为对纤维中隔的选择性加热

### 1.3　热玛吉与传统射频紧肤设备的联合应用

如上文所述，热玛吉相较传统射频治疗设备的优势似乎相当明显，但是在临床使用中，倒也不必非此即彼，事实上，传统射频设备与热玛吉在临床的皮肤年轻化管理中，完全可以结合在一起，长效且持续地改善皮肤松弛程度。

#### 1.3.1　传统射频紧肤设备在开始热玛吉治疗前的辅助应用

前文我们已经提到过，对于严重肤质欠佳者，尤其是屏障功能严重损坏、面部潮红明显、过度光损伤、重度弹性组织变性等肤质改变的求美者，并不适宜在当前情况下进行热玛吉紧肤治疗，而数次低能量的传统射频治疗，能够改善其屏障功能、缓解面部潮红、改善急性及亚急性炎症、促进纤维细胞产生新的胶原蛋白纤维，调理皮肤状态，使皮肤做好接受热玛吉治疗的准备。

#### 1.3.2　传统射频紧肤设备在热玛吉治疗后的辅助应用

单次热玛吉治疗后，定期以传统射频紧肤设备进行低能量、高频次治疗，能够有效增强并延续单次热玛吉的治疗效果。

在单次热玛吉治疗 2 周之后，即可开始进行规律的传统射频紧肤治疗，疗程开始时，治疗能量与治疗时长可适当减少，后逐次递增至设备推荐参数。

## 2　热玛吉与热拉提 PLUS

### 2.1　热拉提 PLUS 概述

热拉提 PLUS（PLUS Thermolift）是以色列飞顿激光公司（ALMA LASERS）在经历了 MSQ 射频、领航者、深蓝微波热塑、深蓝 V 射频、热拉提聚焦射频等五代射频紧肤平台后，于 2019 年推出的一台以 NPM（New Phase Match）新波相聚焦技术为核心技术的射频紧肤治疗设备。

　　热拉提 PLUS 本质上也属于单极射频，其射频电流的频率为市场上同类设备中最高的，达到 40.68MHz，高频射频波每秒交变次数达到 4000 万次以上，是传统射频波的 6 倍以上。因此，热拉提 PLUS 成为市场上唯一可以针对皮下"极性水分子"加热的射频，通过极性水分子在交变电场作用下高速旋转，相互摩擦，产生热量，从而达到给真皮、皮下胶原蛋白加热及加速脂肪代谢、消融的作用。

　　其核心的 NPM（New Phase Match）新波相聚焦技术，以高核微处理器，对射频波信号进行精确采样调节并更改相位的位置，通过波相匹配、波形压缩、相位移动技术，调节驻波波峰及波谷的位置，确保射频能量"隔空加热"的同时，使皮肤深层热力更加"聚焦集中"，皮肤组织加热效率大大加强。

## 2.2　热拉提 PLUS 的作用原理与技术特点

### 2.2.1　波相匹配

　　"热拉提 PLUS"将人体组织整体视为阻抗（Ω），通过与其具有一致阻抗的振荡器发出高频波，该高频波通过具有考虑到其振幅相位长度的治疗头由其前端以电波的形式放出，其焦点即相位一致的部位均被设计在稍稍离开治疗头前段位置的真皮或皮下，使得这一部位的加热程度最大，而皮肤表面的加热程度较轻，从而达到射频能量"隔空加热"的效果。

### 2.2.2　波形压缩

　　"热拉提 PLUS"在保证内部调制频率得到国际电工委员会认证的前提下，将精细计算所得的特定频率作为外部调制频率，确保射频正弦波形压缩（**图 12-5**），以取得热作用更集中、能量更聚焦的"精准加热"效果。

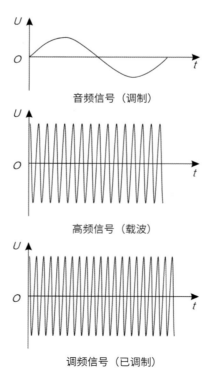

音频信号（调制）

高频信号（载波）

调频信号（已调制）

图 12-5　波形压缩

### 2.2.3 相位移动

"热拉提 PLUS" 通过射频波的相位调整，雷达式定位导航，精准控制相位移至我们特定的不同位置——皮下特定深度 1.5mm/2.5mm/3.5mm/4.5mm（**图 12-7**），解决了传统射频穿透深度不可控的问题。

## 2.3 热拉提 PLUS 的临床应用

热拉提 PLUS 设备装配有 2 个手具：Tune-face 定点手具与 UniLarge 滑动手具，前者为搭载 NPM 核心技术的主要手具，带负压吸引与强效制冷装置，主要用于面部颧弓水平以下的疏松结构的紧致与提升，后者本质上是 ALMA LASERS 既往的深蓝射频手具，主要用于面部颧弓水平以上的紧致。根据求美者对于治疗效果的预期与对疼痛的耐受，ALMA LASERS 推荐使用 3 种不同的治疗强度进行治疗，分别是热拉提 PLUS、热拉提 GENTLE 与热拉提 SOFT，对疼痛耐受良好的求美者可进行较高能量的治疗，而对于疼痛耐受不佳、更追求舒适度的求美者推荐使用中低能量多次治疗。

## 2.4 热玛吉与热拉提 PLUS 的联合应用

相比热玛吉来说，热拉提 PLUS 在舒适度与安全性上的优势还是相当明显的，首先热玛吉采用自上而下渗透式的加热模式，接近治疗头的表皮温度最高，虽然有独有的舒适脉冲技术，但疼痛感仍然较强，需要进行局部麻醉，会阻断人的疼痛反馈机制，增大治疗风险。热拉提 Plus 配置多点接触式强效制冷及真空负压装置，最大限度保障皮肤安全，同时带来更舒适的治疗体验，不需要表面麻醉即可以直接治疗。

同时，热拉提 PLUS 对脂肪组织的压实与紧致效果要更加明显。研究表明，脂肪细胞对 50℃ 以上的温度敏感，1min 和 2min 的暴露分别导致细胞存活率降低 80% 和 84%。热拉提 PLUS 的精细分层治疗可以将过多的皮下脂肪选择性加热到 50℃（**图 12-6**），将对脂肪细胞产生致命的热暴露，同时使覆盖的皮肤保持在安全且相对舒适的温度下。

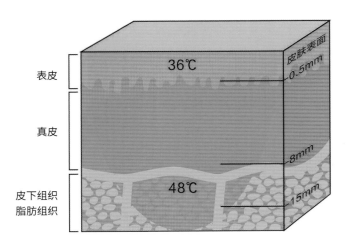

图 12-6 热拉提 PLUS 隔空加热

但与热玛吉相比，热拉提 PLUS 的劣势也同样明显：首先，UniLarge 滑动手具对于面部颧弓水平以上的上面部及眼周衰老问题的改善没有显著优势；其次热拉提 PLUS 的单次术后即刻效果很难如热玛吉那样持续而长久地存在，需要求美者按照疗程定期复诊叠加数次治疗，方能取得良好并持久的紧致提拉效果（**图 12-7**）。

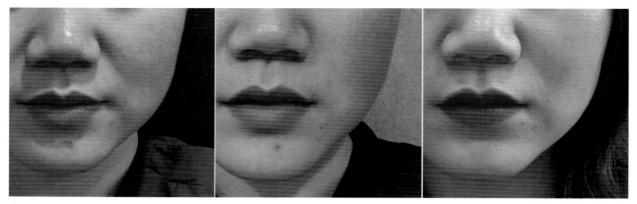

图 12-7　热拉提 PLUS 术前（左），热拉提 PLUS 单次治疗后即刻（中），热拉提单次治疗后 40 天（右）

基于此，可以根据求美者的具体情况、心理预期、对疼痛的耐受度等具体情况，将热玛吉与热拉提 PLUS 进行结合与搭配。

对于面部皮下脂肪较多，或疼痛阈值偏低的求美者来说，可以在热玛吉治疗前 1 个月、治疗后 1 个月进行热拉提 PLUS 的辅助治疗，并根据具体情况增加治疗次数，以获得更加全面和持久的紧致提升效果。

## 3　热玛吉与黄金射频微针

### 3.1　黄金射频微针概述

射频微针是革命性地将射频技术与美塑治疗技术有机结合后，广泛应用于皮肤年轻化治疗、肤质改善与瘢痕皮肤重建的新技术，代表性的设备有半岛的 Body Tite 黄金射频微针治疗仪与美迪迈 3DEEP 射频治疗平台。

### 3.2　黄金射频微针的作用原理

黄金射频微针的作用原理，是在微针机械穿刺作用于皮肤软组织的同时，同步微针尖端射频发射作用于皮肤软组织深层，使之形成微针穿刺和射频刺激的双效作用，以达到更广泛区域的治疗或美容效果。

首先，其微针机械穿刺作用，形成足够穿刺损伤深度的局灶性、点阵式皮肤软组织损伤，可达表皮、真皮或皮下，并引起相应组织损伤效应。如**图 12-8** 所示。

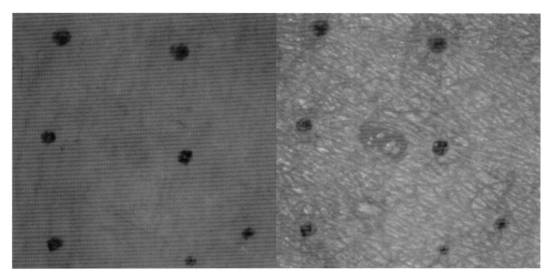

图 12-8 黄金射频微针机械损伤（图片由 EndyMed 中国授权提供）

与此同时，刺入皮肤的针体释放射频能量，通过射频热塑效应，对皮肤深层广泛加热，刺激胶原蛋白纤维、弹性蛋白纤维的修复、增生和重建。

根据针体是否绝缘，黄金射频微针分为绝缘式与非绝缘式 2 种（**图 12-9**），前者针体涂有绝缘涂层，仅在针尖处进行放电，代表设备为半岛的 Body Tite 黄金射频微针治疗仪；后者则无绝缘涂层，整个针体皆释放射频能量，从而达到更加广泛的组织加热，也带来更加明显的表皮层热刺激。

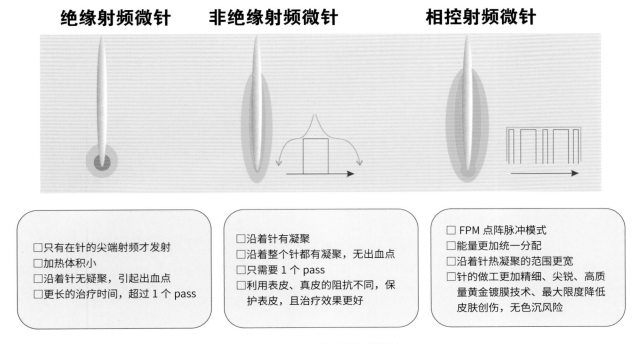

图 12-9 不同种类的射频微针

对于射频微针来说，传导进入皮肤组织的射频能量取决于深度、脉宽与功率，如**图 12-10**、**图 12-11** 所示为非绝缘相控射频微针同一脉宽与功率下，不同深度的热成像与组织病理变化。

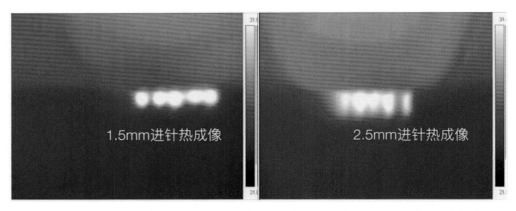

图 12-10　同一脉宽与功率下，不同深度的热成像变化（图片由 EndyMed 中国授权提供）

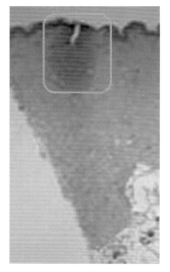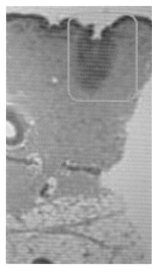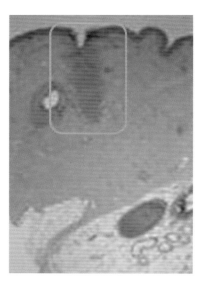

　　　1.5mm 深度　　　　　　　　　　　2.5mm 深度　　　　　　　　　　　3.5mm 深度

图 12-11　同一脉宽与功率下，不同深度的组织病理变化（图片由 EndyMed 中国授权提供）

## 3.3　黄金射频微针的临床应用

从热成像与病理切片中我们能够看到，黄金射频微针与热玛吉治疗相比，缺陷在于射频能量的传递是非柱状向下的，因而很难达到如热玛吉一般深层次的、广泛的紧致提升效果，但由于其微针机械刺激，能够很好地激发皮肤的创伤后再修复机制，对粗糙暗沉、瘢痕、弹性减弱、敏感、毛孔粗大等问题的皮肤，有更好的修复改善作用（**图 12-12**、**图 12-13**）。

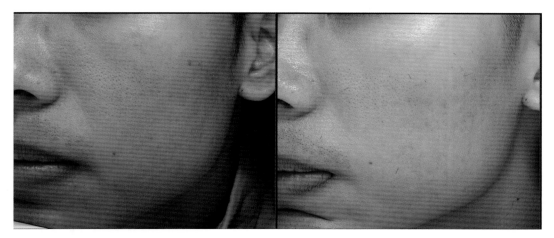

图 12-12　单次黄金射频微针治疗后 1 个月的提升紧致、毛孔缩小与提亮肤色的效果

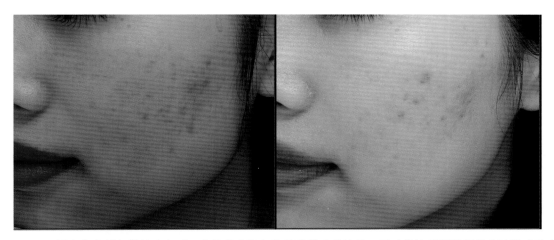

图 12-13　单次黄金射频微针治疗后 1 个月的痘坑与整体肤质改善效果，同时能够看到面部的皮肤紧致改变

　　射频微针因为有明显的机械损伤，其疼痛感要强于热玛吉，因此，治疗过程中的疼痛管理显得更加重要。

　　同时，因为对皮肤的穿刺作用，射频微针的术后反应要明显大于热玛吉。

### 3.4　热玛吉与黄金射频微针的联合应用

　　对于同时想要改善皮肤松弛问题与皮肤瘢痕、敏感、毛孔粗大等肤质问题的求美者来说，射频微针对于整体肤质的改善效果是不可被热玛吉所替代的，故而编者认为，在同时改善松弛下垂与其他皮肤问题的过程中，热玛吉可以与射频微针组合使用，2 种治疗建议相隔 1 个月。

# 4 热玛吉与超声刀

## 4.1 超声紧肤系统概述

我们人类耳朵能听到的声波频率为 20Hz ~ 20kHz。因此，我们把频率高于 20kHz 的声波称为"超声波"。超声波方向性好，穿透能力强，易于获得较集中的声能，在水中传播距离远，可用于测距、测速、清洗、焊接、碎石、杀菌消毒等。通常用于医学诊断的超声波频率为 1 ~ 30MHz。

超声作为一种无创的诊断手段早已为人熟悉，但同时作为一种治疗方法亦有数十年的历史。2004年，美国 FDA 批准了在 MRI 引导下用高强度聚焦超声（HIFU）治疗子宫肌瘤。HIFU 在治疗良性前列腺增生及乳房、肝脏、前列腺、脑部的恶性肿瘤方面的研究亦备受关注。与 HIFU 通过热效应和空化现象破坏组织不同，超声刀在治疗皮肤松弛和皱纹方面仅仅是利用了其热效应，是通过更短的脉宽（50 ~ 200ms）、更高的频率（4 ~ 7MHz）和更低的能量（0.5 ~ 10J）来实现的。该技术由 Ulthera 公司（Ulthera，Mesa，Arizona）在 2004 年实现商业化，并于 2009 年获得美国 FDA 批准，将其用于眉部提升，2012 年获批用于颈部提升，2014 年获批用于治疗胸部皱纹。

## 4.2 超声刀的作用原理与工作方式

Ulthera 系统包括 1 个能量单元、1 个带监视器的中央处理器、1 个手具和 4 个探头。探头集成像与治疗功能于一体，探头能通过诊断性超声图像分辨治疗区的解剖结构，可达皮下 8mm 的深度。这一特点不仅能保证探头与皮肤之间完全耦合，也能确保超声能够作用于正确的靶组织。同时，探头还具备输送超声能量的作用，4 个探头分别为 4MHz–4.5mm 焦点深度（4-4.5）、7MHz–4.5mm 焦点深度（7-4.5）、7MHz–3.0mm 焦点深度（7-3.0）和窄探头 7MHz–3.0mm 焦点深度（7-3.0）。

治疗时，根据目标组织的部位和深度而选择不同的探头。由于波长与组织穿透力直接相关，波长更长的探头（4MHz）治疗深度更深，能够应用于组织更厚的部位，比如脸颊与下颌，因此应当避免将其使用于其他较薄的组织。相反，7-3.0 的探头治疗深度更浅，可用于眶周、前额等部位。

每个探头能够高度定向地发送超声波到精确的焦点，引起分子间的振荡与摩擦，这种机械能部分转化成热能，从而起到局部加热的作用，当焦点局部温度达到 60 ~ 65℃时，引起胶原蛋白变性并促进新生胶原蛋白的合成。该过程将会在目标区域产生热损伤区（TIZs），而在焦点周围未聚焦的能量不足以对组织造成热损伤，因此可将损伤范围限制在 1 ~ 1.5mm 的焦点上。标准探头每条治疗线长度为 25mm，窄探头每条治疗线长度为 4mm。热损伤区（TIZs）根据探头不同，数量为 17 ~ 22 个，间距 1.1 ~ 1.5mm。

## 4.3 超声刀的临床应用

与热玛吉等射频治疗不同的是，超声刀能够精确地将能量定位于真皮层及以下，而没有表皮的损伤，因此避免了皮肤表层冷却的需要。但因为热损伤较重，且超声能量在真皮层及皮下组织聚焦并不具有选择性，因而不良反应的报道较热玛吉更多。

常见不良反应有红斑、水肿、瘀伤、疼痛、皮肤猫抓样印记，以及少量的神经损伤。其神经损伤包括感觉神经损伤与运动神经损伤，比如神经支配区域短暂性麻木或神经肌肉功能障碍。感觉神经位置一般较浅，而下颌缘神经与面神经颞支位置亦较浅，因而报道的超声刀治疗后神经损伤大多发生于这些神经，但文献报道中的神经损伤症状均在没有任何干预的情况下经历 8 周左右时间完全消失。

也有极罕见的在眼睑周围进行超声刀治疗后出现角膜混浊导致散光的案例，可能与超声刀热效应导致胶原蛋白收缩引起的角膜变化有关。

有大量文献证明，超声刀治疗后治疗区域真皮层的胶原蛋白纤维与弹性蛋白纤维含量增加，弹性蛋白纤维变得更加平直，然而遗憾的是，Ulthera 公司的超声紧肤系统作为超声紧肤系统的鼻祖，一直未通过我国 CFDA 认证，反而是美国雅光光学美容技术有限公司（Y&G Optical Cosmetology L.L.C.）推出的另外一台 Med Sculpt 高能超声聚焦系统通过降低治疗能级、减少热损伤区密度这样提高安全性的方式，取得了 CFDA 的认证。

### 4.4　热玛吉与超声刀的联合应用

在临床使用中，超声刀对年龄分布在 30 ～ 49 岁之间、BMI 指数小于 30 的求美者治疗效果更好，因而在实际的年轻化方案设计中，对于此类求美者，可以考虑与热玛吉进行联合治疗。

关于两者联合治疗的时机选择，SOLTA 公司给出的参考建议是，若先进行超声刀 4.5mm 深度治疗，即刻可进行热玛吉治疗，但注意能量适当降低；若先进行超声刀 3.0mm 深度治疗，推荐 2 周后进行热玛吉治疗；如已进行热玛吉治疗，则推荐 2 周后再进行超声刀治疗。

目前，超声刀仍未取得中国 CFDA 认证，因此以上资料均来自欧美国家的研究数据和已发表的论文。

# 第十三章　热玛吉与激光／强脉冲光治疗在面部年轻化中的联合应用

执笔：陶斯静　审校：齐显龙

## 1　激光的发展历程

激光，英文"LASER"，是 Light Amplification by Stimulated Emission of Radiation 的首字母缩写，意为受激辐射时光频放大器。受激辐射的概念，最早在 1917 年由爱因斯坦提出，而第一台激光器（红宝石激光）面世已经是 1960 年的事情了。

1963 年，美国皮肤病学专家 Goldman 等在各种良性皮肤损害和文身上，尝试使用了这台相较如今的各种医学激光设备堪称原始的红宝石激光器，此后，在整个 20 世纪 60 年代，国外主要用红宝石激光和玻璃脉冲激光来治疗皮肤黑色素瘤。

1970 年，$CO_2$ 激光因具有明显的切割、止血、汽化和碳化的物理特性被开始应用于临床，但最初是在外科使用，而 Goldman 等首次使用连续波的 $CO_2$ 激光治疗颈部的基底细胞癌和皮肤血管瘤。由于 $CO_2$ 激光能够连续提供有效的功率和能量密度，一定程度上克服了此前红宝石激光的缺点，从而开始掀起激光在皮肤病学领域的应用热潮，$CO_2$ 激光被广泛地用于治疗尖锐湿疣、各种皮肤良性赘生物、癌前病变、毛细血管扩张病变等。但同时，也正因为 $CO_2$ 激光的连续波输出，对组织的热损伤是非选择性的，激光作用时间过长而引起组织过多的热损伤，随着病灶的消退，往往同时伴随着瘢痕的产生。之后不久，到了 20 世纪 80 年代，哈佛大学威尔曼激光实验室有了重大创新，实验中有效地控制了激光脉冲的持续作用时间，减轻热损伤，但还不能起到真正的"美容"作用。

20 世纪 80 年代，"选择性光热作用理论"的诞生，才正式拉开了激光在医疗皮肤美容领域广泛应用的帷幕。所谓"选择性光热作用原理"，就是指，特定波长的激光、脉冲作用时间和能量密度，能特异性地作用于某种皮肤特殊靶组织，并造成其破坏而不影响其他结构。

这一理论起源于对鲜红斑痣的治疗，研究人员发现，如果恰当地冷却皮肤，某种波长的光就只能被血红蛋白吸收，从而仅作用于皮下血管。

不同波长的激光在不同组织中的特异性吸收曲线（**图 13-1**）也逐渐被人们明确，这使得激光治疗皮肤色素性疾病比如太田痣、雀斑、日光性角化、色素性文身等问题取得了很好的效果，激光发射时迅速通过，造成皮肤内色素颗粒的爆破而皮肤结构保持完整，减少色素的同时不留下任何皮肤瘢痕——自此，激光开启了真正的"美容"时代。

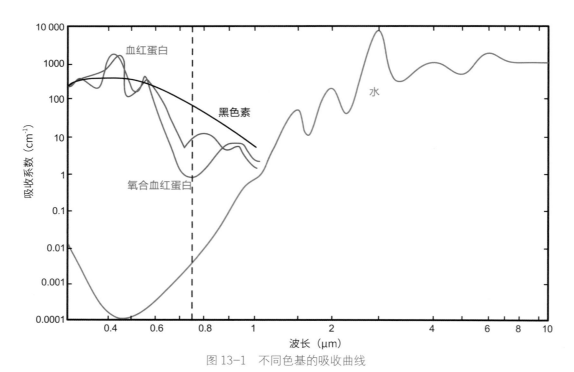

图 13-1    不同色基的吸收曲线

## 2 强脉冲光的发现及其在皮肤年轻化中的应用

1998 年，美国首次报道了强脉冲光（Intense pulse light，IPL）嫩肤技术。强脉冲光不同于激光，它不具有单相性，是一种多波长的混合光，经过滤光片过滤了 500nm 以下与 1200nm 以上的光，使其光谱范围控制在 500nm 以上的可见光与一部分近红外光的范围，在这段光谱中，包含有 532nm（KTP，绿光）、577 ~ 630nm（Dye，黄光）、585 ~ 595nm（窄谱黄光）、694nm（Ruby，红光）、700nm（Alexandrite，红光）和 1064nm（Nd:YAG 不可见光）的可用部分，这段光谱同时作用于皮肤时，根据选择性光热作用原理，小部分能量被表皮吸收，绝大部分光子能量选择性被皮下的色素基团和血红蛋白等靶色基吸收并转化成热能，导致靶组织温度升高，被破坏的靶组织碎屑或颗粒被免疫系统巨噬细胞吞噬清除，同时热能刺激使得真皮层胶原蛋白重塑，起到表皮色素减退、扩张的毛细血管收缩、毛孔缩小、皮肤质地改善等效果。

强脉冲光的近红外波段（700 ~ 1200nm）靶目标是水，该波段对水有良好的刺激并且穿透深度可达 0.5mm 以上，足够到达真皮层。当光子携带足够的能量通过表皮作用于真皮层时，含有水分的胶原蛋白束吸收热能，当真皮温度升至 50 ~ 55℃时诱导了胶原蛋白的热损伤，产生光热效应，胶原蛋白纤维收缩，可见皮肤外观短期的致密；进而胶原蛋白纤维发生变性、破坏与再生，新的胶原蛋白纤维形成，导致皮肤外观长期的致密（**图 13-2**）。

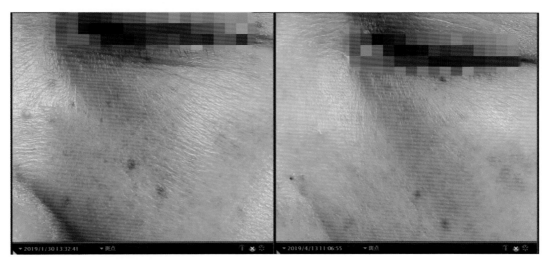

图 13-2 IPL 强脉冲光治疗对面部皮肤的年轻化改变

## 3 激光在皮肤美容及皮肤年轻化中的应用

20 世纪 90 年代中后期，可调脉宽倍频激光治疗皮肤血管性病变也开始取得良好的临床效果，紧接着，翠绿宝石激光、长脉冲红宝石激光、半导体脱毛激光、高能超脉冲 $CO_2$ 激光、铒激光等各类激光器的投入使用，使皮肤磨削术、嫩肤术在欧美国家迅速兴起。但大范围剥脱后创面修复过程中并发的不良反应，比如炎症后色素沉着反应仍让大多数医师尤其是亚洲医师望而却步。

与此同时，2003 年，哈佛大学威尔曼激光实验室又有了重大发现，那就是"局灶性光热理论（Fractional phototheromolysis）"。研究发现，当 $CO_2$ 激光束以细小、微孔状、阵列模式照射组织时，组织得以迅速修复、重建再生，这种阵列模式的、微孔状的激光发射方式被称为"点阵激光"。点阵激光微剥脱的微创治疗模式具有安全、有效、创伤小、恢复快的特点，确保改善皮肤的质地，使皮肤年轻化，真正达到了激光"抗衰"的需求。而随着 $CO_2$ 点阵激光的问世，铒激光点阵，铥激光点阵，近红外波段的激光如 1565nm、1550nm、1540nm 等，甚至 Nd:YAG1064nm 激光的点阵模式应运而生，为不同肤质、肤色、皮肤问题提供了更多的重建与年轻化方案（**图 13-3**）。

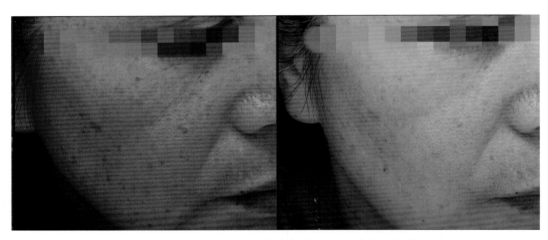

图 13-3　赛诺龙（CANDELA）公司的超皮秒 PICOWAY 激光平台的 RESOLVE 全息衍射点阵 Nd:YAG1064nm 激光治疗对面部皮肤的年轻化改变

## 4　激光抗衰的翘楚：Fotona 4D 极速提拉系统

强脉冲光 / 激光对皮肤的年轻化改变往往更强调皮肤色泽与细腻程度的改变，真正使激光也能拥有强大的紧致提升效果的，是德国欧洲之星激光公司（Fotona）的 Fotona 4D Pro。

### 4.1　Fotona 4D 极速提拉系统概述

Fotona 4D Pro 极速提拉系统是德国欧洲之星激光公司（Fotona）推出的一款搭载双波长，4 种激光发射方式，以"内外联合、分层收紧、全面提升"为主要治疗诉求的一台激光平台（**图 13-4**）。

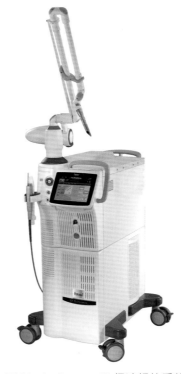

图 13-4　Fotona 4D 极速提拉系统

如前文所述，皮肤的衰老是逐层发生的，随着时间的推移、年龄的增长、紫外线的照射与外界环境多种因素的刺激，皮肤逐渐出现表皮层的老化：肤色暗沉、色斑、粗糙；真皮层的老化：胶原蛋白降解变形，血管微循环变化，出现松弛、弹性降低与血管相关炎症反应；SMAS 筋膜结构弹性下降，下垂；皮下脂肪纤维纵隔老化，使局部脂肪堆积，松弛下垂加重。

Fotona 4D 极速提拉系统是目前最先提出"分层抗衰"理念，全面考量不同层次的皮肤老化问题，为各个层次设立抗衰治疗目标的设备（**图 13-5**）。

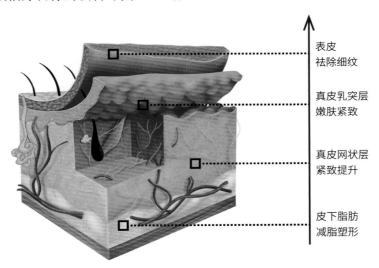

表皮
祛除细纹

真皮乳突层
嫩肤紧致

真皮网状层
紧致提升

皮下脂肪
减脂塑形

图 13-5　Fotona 4D 极速提拉系统分层抗衰治疗目标

## 4.2　Fotona 4D 极速提拉系统的工作原理

　　Fotona 4D 极速提拉系统搭载 Er:YAG 2940nm 与 Nd:YAG 1064nm 两种波长的激光（**图 13-6**），采取 SmoothLiftin™、FRAC3®、PIANO®、Superficial™ 四大创新技术（**图 13-7**），从浅入深，多层次进行抗衰紧致治疗。

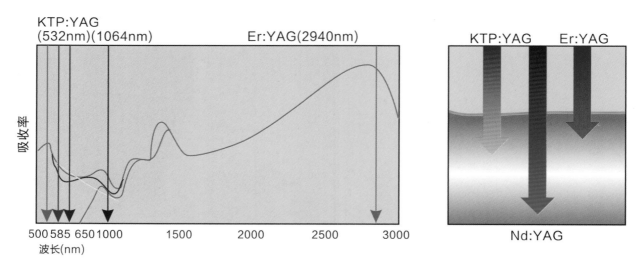

图 13-6　Er:YAG 2940nm 与 Nd:YAG 1064nm 激光

　　铒激光是一种波长为 2940nm 的固体脉冲激光，其波长恰好位于水的最高吸收峰值。相较传统的 $CO_2$ 激光（10 600nm）被水的吸收力增加约 10 倍，因此，这种固体铒激光从理论上能非常理想地引起浅层皮肤的快速升温，在热损伤最小的情况下，精确地汽化组织，热损伤被限定在 30～50μm 范围内，因此能更浅层地剥除表皮，皮肤愈合快，术后色素沉着的时间缩短，热伤害少，仅只作用在表皮层不会伤及真皮层。因而副作用较少，愈合时间也相对缩短。

　　Nd:YAG1064nm 激光为其英文简化名称，来自 Neodymiumdoped Yttrium Aluminium Garnet;Nd：Y3Al5O12 或中文称之为钇铝石榴石晶体，钇铝石榴石晶体为其激活物质，晶体体内之 Nd 原子含量为 0.6%～1.1%，属固体激光，可激发脉冲激光或连续式激光，发射之激光为红外线，波长 1064nm。

　　Nd:YAG 激光的波长为 1064 nm，不在氧合血红蛋白的吸收峰附近，氧合血红蛋白对 Nd：YAG 激光的吸收较差，但其穿透深度理论上可达 6 mm 左右，因而能对较深部位的血管瘤发挥治疗作用。按能量输出方式的不同，Nd:YAG 激光可分为连续式和脉冲式两种。与连续 Nd:YAG 激光相比，脉冲式 Nd:YAG 激光更加符合选择性光热作用理论。能减少对周围正常组织的热损伤，减轻瘢痕等不良反应的发生。

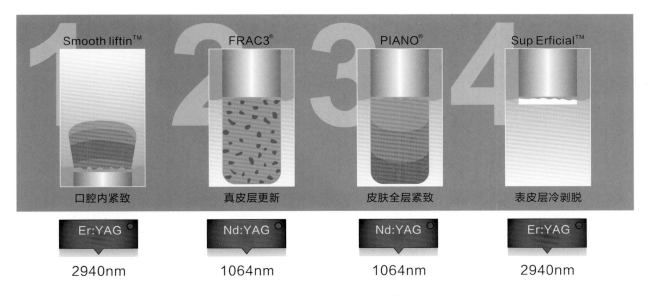

图 13-7　Fotona 4D 四大核心技术

### 4.2.1　SmoothLiftin<sup>TM</sup>

无创 Smooth 模式，使用专利非剥脱铒激光点阵模式（**图 13-8 ~ 图 13-10**），作用在口腔内黏膜部位。通过"累积加热"刺激胶原蛋白收缩，全面改善治疗组织的松弛与弹性，针对法令纹位置，堪比填充剂的效果。

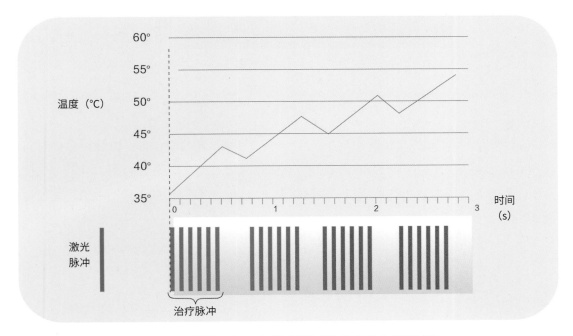

图 13-8　铒激光 Smooth 模式有效控制组织的热累积过程

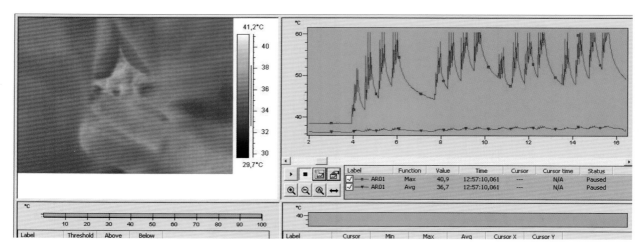

图 13-9　铒激光 Smooth 模式下的组织温度变化（图片由欧智星公司授权提供）

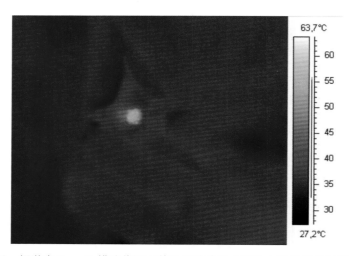

图 13-10　铒激光 Smooth 模式作用下的组织热成像（图片由欧智星公司授权提供）

### 4.2.2　FRAC3®

FRAC3 技术可以自动调控超短脉冲至 0.1 ～ 1.6ms，利用 Nd:YAG1064nm 激光短脉冲时间和高能量峰值在表皮层和真皮层产生一个 3D 点阵模式让高温迅速穿透到真皮层 3mm 处，在问题皮肤区域进行破坏重塑，促进Ⅰ型胶原蛋白与Ⅲ型胶原蛋白新生，达到真皮浅层嫩肤美白的效果，恢复皮肤年轻状态（**图 13-11**）。

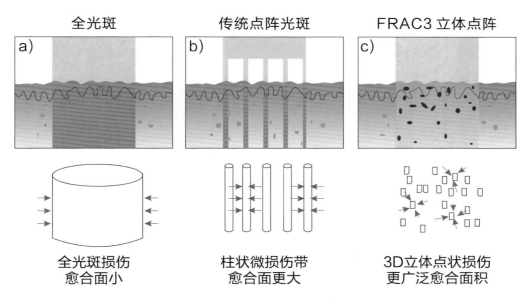

图 13-11　FRAC3® 3D 立体点阵的特点

### 4.2.3　PIANO®

PIANO® 技术是 Fotona 独家的超长脉宽技术（**图 13-12**），秒级的 Nd:YAG1064nm 激光会使大量组织快速而又安全地加热，由外至内，热量累积在真皮层和深至皮下 4~6mm 同时，长时间（超过 3min）的持续作用可使局部脂肪减少，从而改善面部臃肿，避免了表皮层不必要的破坏，温和均匀的光热作用刺激胶原蛋白的合成，在极短的时间内促使大量组织收紧。

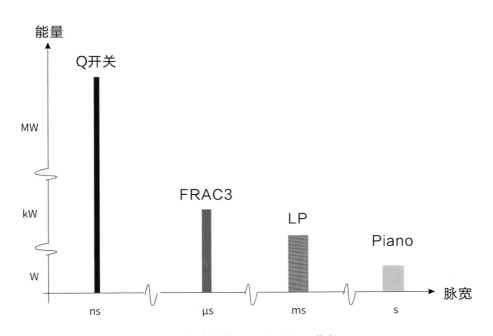

图 13-12　超长脉宽 Nd:YAG1064nm 激光

### 4.2.4　Superficial™

通过专利的 VSP 可调脉宽技术，对表皮浅层进行冷微剥脱（**图 13-13**），淡化细纹、收缩毛孔，同时改善皮肤肤色与外观，改善粗糙的皮肤质地。

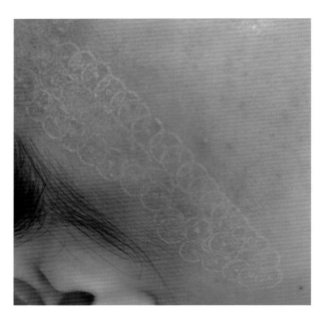

图 13-13　Superficial™　Er：YAG 2940nm 激光冷微剥脱（R11 手具）

Fotona 4D 的 4 种核心技术对比见**表 13-1**，Fotona 4D 极速提拉系统治疗效果见**图 13-14** 及**图 13-15**。

表 13-1　Fotona 4D 的 4 种核心技术对比

| 技术特点 | SmoothLiftin™ | FRAC3® | PIANO® | Superficial™ |
|---|---|---|---|---|
| 激光类型 | Er:YAG 2940nm | Nd:YAG 1064nm | Nd:YAG 1064nm | Er:YAG 2940nm |
| 治疗部位 | 口内黏膜 | 皮肤表面 | 皮肤表面 | 皮肤表面 |
| 作用层次 | 黏膜、黏膜下组织 | 真皮深层 | 真皮深层、皮下脂肪层 | 表皮层 |
| 作用温度 | 60 ~ 65℃ | 60 ~ 70℃ | 45 ~ 47℃ | ≤ 100℃ |
| 作用效果 | 快速收紧、无创"填充" | 肌肤新生、嫩肤美白 | 紧致提拉、减脂塑形 | 焕肤祛皱、改善粗糙 |

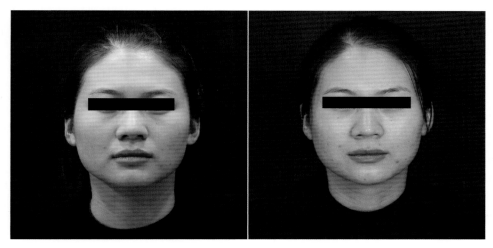

图 13-14　Fotona 4D 极速提拉系统治疗 1 次后的面部紧致提升效果及肤质肤色改变

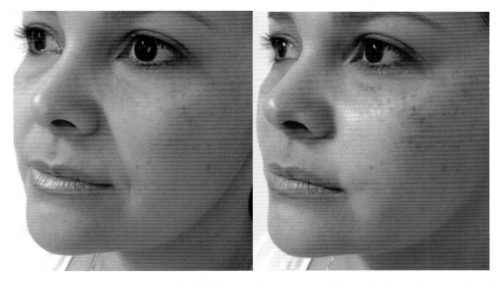

图 13-15　Fotona 4D 极速提拉系统治疗 3 次后的面部紧致提升效果及肤质肤色改变（图片由欧智星公司授权提供）

## 4.3　Fotona 4D 的临床应用及其与热玛吉的联合应用

Fotona 4D 极速提拉系统作为首款定位在紧致提拉领域的激光设备，其在眼周皮肤与口周皮肤年轻化的治疗中有着明显的优势，其疼痛感也比较轻，对于求美者来说舒适度远远高过热玛吉。

但是它的缺陷也同样明显，对于想要快速看到理想效果的求美者来说，Fotona 4D 极速提拉系统的治疗方案太过于烦琐与冗长，因而在临床使用中可以根据求美者的具体要求来与热玛吉进行搭配。

Fotona 4D 极速提拉系统的疗程设计一般是 1 个月进行 1 次，3 ～ 5 次为 1 个疗程。它与热玛吉搭配治疗过程中，互相的治疗间隔期应该至少 2 周为宜。

## 5    激光紧致的新秀：CANDELA Gentle Max Pro 极速提拉系统 —————

### 5.1    Candela Gentle Max Pro 极速提拉系统概述

紧随欧洲之星之后，老牌医用激光赛诺龙也推出了一款激光紧致提拉类的设备，Gentle Max Pro 极速提拉系统，简称为 5G Max（**图 13-16**）。

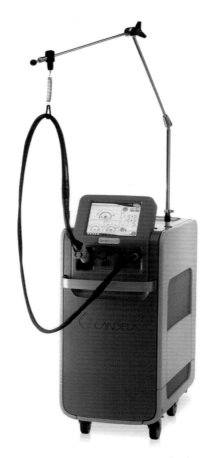

图 13-16    Candela Gentle Max Pro 极速提拉系统

Candela 5G Max 虽与 Fotona 4D 同样，是一台搭载双波长的激光器，却并非是 Nd:YAG1064nm 激光与 Er:YAG 2940nm 激光，而是翠绿宝石 755nm 激光和 Nd:YAG1064nm 激光双波长。

此外，Candela 5G Max 配套有专利性的 CDC 动态冷却系统，光斑大小 6mm、8mm、10mm、12mm、15mm、18mm 多变可调，脉宽 0.25~100ms 灵活可调，且具有最高 10Hz 的超快重复频率，且能量密度、脉宽、重复频率、波长、DCD 冷却参数全部独立可调，互不影响，可多样化调整能量作用于表皮层、真皮层、皮下组织、筋膜层等不同层次，通过 Candela 官方推荐的 "WILLS" 五步操作手法，达到美白提亮、改善皱纹、深层紧致、全面提升、瘦脸微雕五重抗衰功效。

## 5.2 Candela 5G Max 极速提拉系统的工作原理

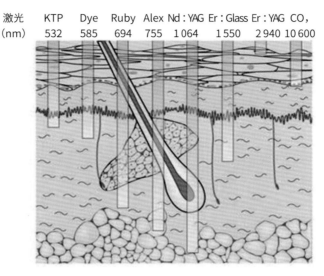

图 13-17 不同波长激光在皮肤组织内的穿透深度（图片由 Candela 中国授权提供）

如**图 13-17** 所示，不同波长的激光在皮肤组织内的穿透深度各有差异，理论上，皮肤美容临床常用的各种激光器来比较的话，1064nm 激光在皮肤组织内穿透的深度最深，理论上能达到 4~6mm，755nm 波长次之，而 2940nm 波长的铒激光因对水分子的吸收峰极高，反而无法达到理想的深度，故而 Fotona 4D 激光器中，该波长的激光被设计成为进行口腔黏膜层紧致与表皮层微剥脱的治疗。

而在 Candela 5G Max 激光紧致提拉系统中，穿透深度较深的双波长激光配合，使治疗过程无须通过复杂的口腔内操作，就能将能量累积于目标深度，从而起到紧致、提升的效果。

### 5.2.1 长脉宽 755nm 激光

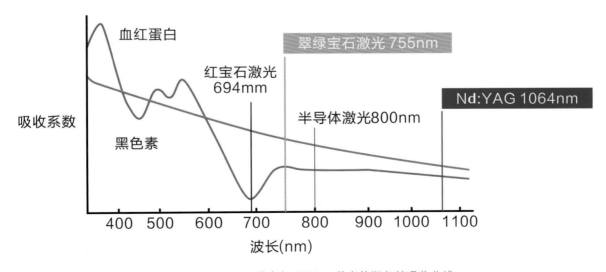

图 13-18 755nm 激光与 1064nm 激光的靶色基吸收曲线

　　755nm 波长的激光光束作用于皮肤的色素团、异常毛细血管、毛囊等皮肤病灶，作用于表皮至真皮浅中层，极高的热量能使皮肤病变组织迅速热解、凝固或碎裂成微小的颗粒，被体内的吞噬细胞吞噬，排出体外，从而达到祛除皮肤病变、美白肌肤的目的。如**图 13-8** 所示，翠绿宝石 755nm 激光在黑色素的吸收系数是 Nd:YAG1064 激光的 3 倍，其对皮肤的美白提亮效果更加明显。

　　而同样能量密度的情况下，随着光斑直径的增大，激光的穿透深度也逐渐加深，如**图 13-19** 所示。

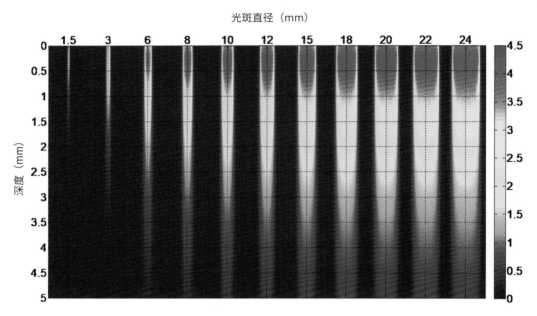

图 13-19　755nm 激光不同光斑直径的穿透深度变化（能量密度 1J/cm² ）（图片由 Candela 中国授权提供）

　　长脉宽翠绿宝石 755nm 激光在面部老化皱纹或光损伤皱纹方面应用有效。文献报告在 38 名（占67%）皱纹减少的受试者中，平均改善量为 28%。皱纹最严重的受试者在治疗中改善最大。57 名受试者中有 40 名报告称，在 2 次治疗之间，皱纹平均峰值减少了 46%（**图 13-20**）。

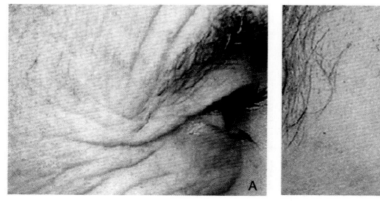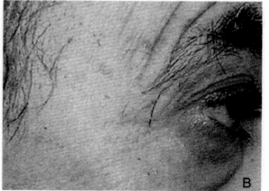

图 13-20　长脉宽翠绿宝石 755nm 激光对老化皱纹的改善（图片由 Candela 中国授权提供）

### 5.2.2　长脉宽 1064nm 激光

1064nm 激光针对三大靶基：色素、血管、水均有吸收。皮肤理论穿透深度为 4~6mm（**图 13–21**）。激光照射皮肤，由外到内，能量集中在真皮深层及皮下脂肪层，可使治疗区域皮肤全层加热收紧，促进 I 型和Ⅲ型胶原蛋白新生（**图 13–22**、**图 13–23**），由外到内显著抚平皱纹，实现压实紧致、极速提升、瘦脸微雕等效果。

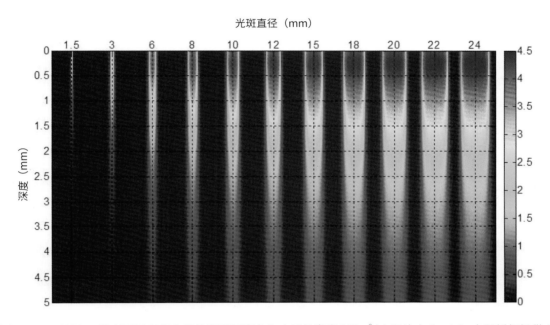

图 13-21　1064nm 激光不同光斑直径的穿透深度变化（能量密度 1J/cm$^2$）（图片由 Candela 中国授权提供）

长脉宽 1064nmNd:YAG 激光在日本患者皮肤年轻化治疗，改善皱纹、肤质、皮肤松弛，组织病理学观察到真皮乳头层胶原纤维的密度有所增加。

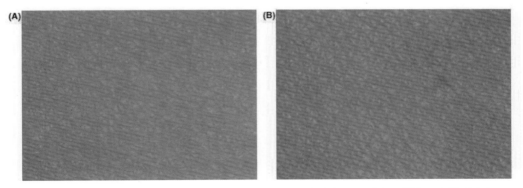

图 13-22　45 岁女性患者，左图为治疗前，右图为 5 次治疗 3 周后（显微镜下皮肤观察）
（图片由 Candela 中国授权提供）

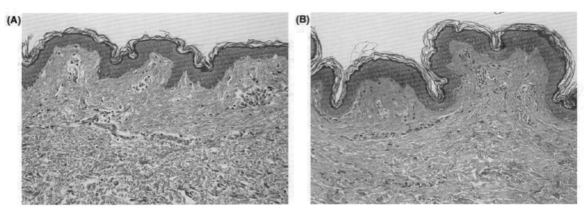

图 13-23　45 岁女性患者，左图为治疗前，右图为 5 次治疗 3 周后（组织病理学观察：真皮上层尤其是真皮乳头层胶原纤维增加明显（ Masson's Trichrome staining*200，图片由 Candela 中国授权提供 ）

1064nm 激光作用于皮下脂肪层的效果也十分令人惊艳。

1060nm 激光结合表面冷却，持续照射腹部两侧，皮下脂肪组织中达到并维持 42~47℃的超高温度。治疗后 6 个月临床结果显示在 2、3 和 6 个月平均法令纹厚度分别减少 14%、18%、18%。（**图 13-24** ）。

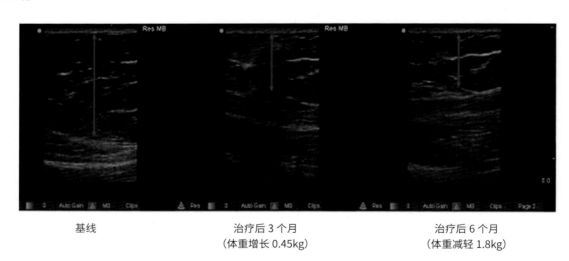

基线　　　　　　　　治疗后 3 个月　　　　　　治疗后 6 个月
　　　　　　　　　（体重增长 0.45kg）　　　　（体重减轻 1.8kg）

图 13-24　在 6 个月的时间里，同一患者的相同部位采集了脂肪沉积前后的超声图像。箭头显示脂肪层的厚度（图片由 Candela 中国授权提供 ）

## 5.3　Candela 5G Max 的临床应用及其与热玛吉的联合应用

Candela 5G Max 与 Fotona 4D Pro 一样，需按疗程反复多次治疗方能达到期待的面部年轻化效果，一般建议为 4~6 次，每次间隔期约 1 个月。但 Candela 5G Max 因搭载 CDC 动态冷却，且无表皮剥脱，其治疗舒适度要更强，且无表皮损伤和停工期，治疗当日可进行其他医学美容治疗，更适合生活节奏快、工作繁忙、需每日带妆的人士选择。

与其他类型的激光一样，Candela 5G Max 在异维 A 酸类药物服用期间不适宜进行治疗，且治疗前需要排除其他光敏性疾病及雷诺综合征等基础疾病。有文身的皮肤不可进行 Candela 5G Max 激光治疗，正在发生单纯疱疹病毒感染或曾发生过疱疹病毒感染者应予以重视及预防；以及若求美者接受抗凝治疗、铁补充剂、草药补充剂（如银杏、人参或大蒜）可能更容易产生治疗后紫癜及轻度瘀伤，需提前与求美者沟通清楚。

与热玛吉相比，Candela 5G Max 在肤色改善、面部脂肪精雕与舒适度上皆有优势，但治疗周期较长，因而在临床年轻化方案制订过程中，可根据求美者的具体情况，进行联合搭配。在热玛吉治疗即刻到 2 周后，结合 5GMax 极速提拉的治疗，可实现即刻极速提拉紧实，并保持胶原新生的顶峰期，减少面部脂肪臃堆，使抗衰效果更加全面、持久。

# 第十四章 热玛吉与美塑疗法在面部年轻化中的联合应用

执笔：齐显龙 审校：齐显龙

美塑疗法以其操作简单、适用范围强而且临床效果比较理想、产品也比较多的优点在临床的接受程度和使用范围非常普遍。这就面临热玛吉治疗和美塑疗法联合应用的问题。

## 1 美塑疗法的概述

### 1.1 定义

美塑疗法是 Meso-therapy 的译名，是一种微创的局部注射技术。通过美塑疗法，可以将某些特定物质直接注射进入靶向部位的局部皮肤，可以有效地将注射的层次控制在真皮层或者皮下组织层中，从而发挥其治疗效应。

#### 1.1.1 美塑疗法的优势

（1）安全性：药物通过局部直接注射进入局部皮肤，不需要进行输液或者口服后的吸收，这样没有胃肠道吸收以及出现胃肠道刺激的问题，也没有因为肝脏代谢导致药物活性减少或者丢失的问题。除非发生罕见的全身性过敏性休克，一般不会出现其他的系统性用药的不良反应，安全性大为提高。

（2）局部药物浓度的意义：通过美塑疗法，可以直接使药物在局部发挥作用，此时需要的药物浓度，完全不需要考虑血药浓度等，这样可以用比较低的浓度和剂量，在局部即可达到有效的治疗效果。此外，美塑疗法的优点在于，还可以有效地控制不同的注射技术，让局部使用的药物或者活性物质在皮肤中的渗透速度得到一定程度的控制，还可以使这些活性物质在组织中的维持时间达到相对的控制。

（3）美塑疗法的不良反应，多为局部注射和药物等引起的局部反应。临床上容易发现，也相对能够得到积极的处理和预防。

### 1.1.2　美塑疗法的发展

1952 年法国医师米歇尔·皮斯特发明了美塑疗法，随后欧美的医师们进行大范围的推广。不同的厂家也先后推出了许多的美塑疗法产品及耗材。国内的美塑疗法在 20 世纪末逐渐开始，近 10 年来随着医美行业的飞速发展，美塑疗法也取得了很大的进步。

## 1.2　美塑疗法的产品成分

美塑产品中，能用来导入的，有些医师喜欢用自己直接配置的产品或者成分，有些医师则喜欢使用厂家的套盒或者已有的产品。市面上的产品主要有如下成分，这些成分有些剂型例如冻干粉，需要另外使用生理盐水或者纯净注射用水溶解；有些则直接为液体，直接用注射器抽取后可以进行注射或者导入。

（1）玻尿酸：一般选择非交联的透明质酸。维持美塑产品的一定黏度，同时导入或者注射在局部，可以补充局部玻尿酸含量；还可以把一些溶解了的水溶性物质相对吸附在玻尿酸中间，使其在局部能够维持的时间更长。

（2）水：作为溶剂发挥作用。有些时候可以使用 1% ~ 2% 利多卡因注射液。

（3）特定功能性成分：不同功能性美塑产品可能分别包含下述成分：①溶脂活性物质：咖啡因、左旋肉碱、磷脂酰胆碱、牛磺酸等；②抗皱物质：肉毒毒素、六胜肽、二甲乙醇胺（DMAE）等可以改善肌肉张力的成分；③其他功能性成分等。

（4）维生素类成分：可以有水溶性维生素，如维生素 C、维生素 $B_1$、维生素 $B_2$、维生素 $B_6$、维生素 $B_5$ 等。也可能有维生素 D、维生素 E 或维生素 K 等。

（5）抗氧化剂：辅酶 Q10、谷胱甘肽等。

（6）可能含有某些生长因子：IGF–1、bFGF、VEGF、TGF–β1 等。

（7）某些植物提取：如积雪草提取物、银杏提取物。

## 1.3　美塑疗法的器械

（1）单针注射针头：使用注射器，搭配比较细小的针头 27G 或 30G 或 34G 等，可以有不同的长度。一般以 4mm 长度的局部注射为主，可以比较灵活地控制注射的深度。13mm 长的针头可以用来局部穿刺，处理皱纹、颈纹、妊娠纹等。

（2）滚轮微针：滚轮微针为圆形，上有数排尖锐的针头，临床使用非常普遍。一般不单纯进行滚轮微针的处理，临床通常利用滚轮微针处理之后，进行某些美塑成分的涂抹，这样通过滚轮微针造成的诸多通道，使这些美塑产品直接进入真皮。一般临床上使用的滚轮微针的长度有 0.25mm、0.5mm、1.0mm、1.5mm、2.0mm、2.5mm 等。

（3）图章微针：图章微针有2种：一种是塑料图章上有固定数目的微针。这种和滚轮微针类似，长度也有不同的固定模式；还有一些可以调整针头长度的图章微针，其作用也就是利用图章微针局部刺破皮肤，然后导入一些功能性成分。另外一种是目前临床常见的水光针，其针头数目一般为5针或者9针，直接可以把功能性物质利用水光仪定量地注射进入局部皮肤。这种针头造成的损伤数目相对有限。

（4）电动微针：其实也是图章微针的一种，不过是利用电动马达驱动微针针头。在临床上，这种电动微针的操作速度比较快，但是由于频率较高，所以在一些治疗中，容易出现治疗局部的针眼密度太高、局部皮肤损伤太重的结果。

临床上较为常用的是滚轮微针与图章微针，如**图14-1**所示。

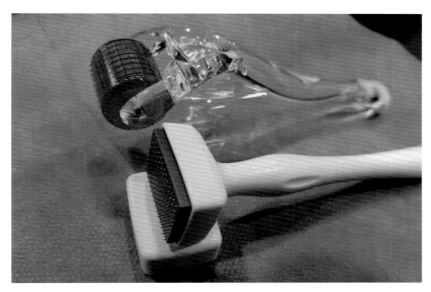

图14-1　上：滚轮式微针；下：图章式微针

## 2　美塑疗法的适应证和禁忌证

### 2.1　适应证

通俗地来说，美塑疗法的适用范围巨大。除了褐青色斑、太田痣、雀斑、咖啡斑等色素问题外，绝大部分的皮肤美容问题，都可以使用美塑疗法来解决或者改善。

（1）痤疮相关问题：包括粉刺，可以使用粉刺针、单针、单针射频等处理，这也可以归入美塑疗法的范畴；炎性丘疹、脓疱、痘印、凹陷性瘢痕（痘坑）都可以使用。

（2）色素性问题中，可以用于黄褐斑的处理，也可以处理口周肤色暗黄等表现，还可以用来处理黑变病、色素沉着等表现。

（3）衰老相关表现：例如局部皱纹、颈纹、妊娠纹等处理，局部皮肤松弛下垂的处理。

（4）毛孔粗大、局部多油等，也可以用美塑疗法来解决。

（5）敏感皮肤、玫瑰痤疮、激素依赖皮炎等，都可以用美塑疗法处理。

## 2.2　禁忌证

（1）患有艾滋病、梅毒等传染性疾病。

（2）患有白血病、精神性疾病、严重出血性疾病、严重抑郁症等。

（3）哺乳期、妊娠期一般不建议进行美塑疗法。

（4）面部泛发性湿疹渗出明显的时候，或者泛发扁平疣，或者面部脓疱疮等疾病；面部疱疹活动期也需要等改善后再进行处理。

# 3　热玛吉和美塑疗法联合应用的注意事项

由于热玛吉具有热损伤的功能，所以热玛吉和美塑疗法如果需要联合应用，则需要注意如下事项。需要明确接受协同美塑疗法和热玛吉的人群，一定有抗衰老的治疗需求。

## 3.1　治疗顺序

（1）如果涉及疗程的时候，需要同时进行抗衰老和美塑疗法的疗程，则建议在可能的情况下，首先进行热玛吉治疗。因为热玛吉只需要1年治疗1次。

（2）对于敏感皮肤的人群，建议先进行美塑疗法综合处理，让敏感皮肤的症状和严重程度显著减少。

（3）合并其他需要先处理的问题，且对抗衰老关注度比较高的患者。例如痤疮炎性损害等的时候，需要首先给予抗炎、控痘的处理，等炎性改变之后，再进行热玛吉处理。不需要完全等待皮损控制后才进行热玛吉治疗。

（4）合并黄褐斑的人群需要注意，在黄褐斑的活动期中，一般不建议进行热玛吉的治疗，否则出现黄褐斑颜色加重表现的可能性提升，容易引起临床纠纷。需要在其黄褐斑稳定后才考虑进行热玛吉治疗。

## 3.2　能量选择和把控

（1）正常皮肤状态，则根据患者对疼痛的耐受程度来选择合适的治疗能量，一般不宜太高，避免出现烫伤等不良反应。

（2）敏感人群，能量建议适当降低，一般选择能量等级在3.0～3.5即可；对于耐受程度比较好的皮肤局部，可以适当进行加强处理。如果能量过高，则很容易诱发皮肤敏感。

（3）黄褐斑人群，在接受热玛吉治疗的时候，对于黄褐斑部位，例如面颊和颧骨部位，需要使用较低的能量，避免诱发或者加重黄褐斑。

### 3.3　治疗部位重叠的其他情况

（1）眼部治疗：一般美塑疗法对于上下睑部位也可以治疗，但是临床操作比较少，所以首先考虑眼部热玛吉处理，等恢复之后对于局部细节，可以非常浅表地进行美塑处理。但是需要注意操作小心谨慎。

（2）眼周治疗：热玛吉处理优先。如果需要当天进行联合治疗的话，可以随后等局部温度降低后，就可以进行一些眼周皱纹的美塑处理。一般来说，为了安全性的原因，建议间隔 1 ~ 2 周的时间再进行处理。

（3）颈纹治疗：热玛吉处理颈部的时候，一般会回避甲状腺体表投影的部位。边缘区域可以将局部皮肤向外侧拉开处理。其余颈纹部位，可以使用去颈纹的美塑套组产品，采用挑皮穿刺的方法进行处理。

（4）妊娠纹腹部松弛：可以首先进行热玛吉的处理，这些部位一般不敏感，在耐受性能够接受的情况下，适当使用较高的能量比较有利。等间隔至少 2 周之后，再进行美塑疗法的局部处理。这样可以确保抗衰和紧致的效果，同时也能够明显地改善妊娠纹。

# 第十五章　热玛吉与注射美容技术在面部年轻化中的联合应用

执笔：柳盈　审校：齐显龙

## 1　注射美容技术常用产品

### 1.1　透明质酸

透明质酸（Hyaluronic acid），又称玻尿酸。事实上，"玻尿酸"是翻译时美丽的错误。透明质酸的英文全名称为 Hyaluronic acid，其词根 Hyal– 意思是像玻璃一样的、光亮透明的，而 Uronic Acid 指的是糖醛酸，与尿酸其实没有任何关系。

透明质酸的分子式是 $(C_{14}H_{21}NO_{11})n$，是 D– 葡萄糖醛酸及 N– 乙酰葡糖胺组成的双糖单位糖胺聚糖。1934 年美国哥伦比亚大学眼科教授 Meyer 等首先从牛眼玻璃体中分离出该物质。透明质酸拥有独特的分子结构和理化性质，在机体内显示出多种重要的生理功能，如润滑关节，调节血管壁的通透性，水电解质扩散及运转，促进创伤愈合等。非常重要的是，透明质酸具有特殊的保湿锁水作用，是目前发现的自然界中保湿性最好的物质，被称为理想的天然保湿因子（Natural moisturizing factor，

NMF），2% 的纯透明质酸水溶液能牢固地锁住 98% 的水分。

透明质酸（玻尿酸，HA）广泛分布于人体各部位。其中皮肤中也含有大量的透明质酸。人类皮肤成熟和老化过程也随着透明质酸的含量和新陈代谢的变化而变化，它可保持皮肤滋润光滑、细腻柔嫩、富有弹性，具有防皱、抗皱、美容保健和恢复皮肤生理功能的作用。

早期，玻尿酸的制备方法是用组织提取制备，目前基本都是采用生物酶发酵法制备，此类方法生产的透明质酸被称为非动物源性玻尿酸（NASHA）。非动物源性玻尿酸具有纯度高、性质稳定，并与非联的原玻尿酸的生物相容性很高。交联后的非生物源性玻尿酸分子结构更加稳定，而且交联程度越高，分解速度越慢，维持时间越长，适合用于面部填充。

玻尿酸按大小分为大颗粒、中颗粒与小颗粒，也称为大分子、中分子与小分子。所谓的大分子、小分子指的是玻尿酸粒径大小。颗粒型玻尿酸由透明质酸凝胶制粒后，加少量非交联的透明质酸溶液混合而成；而非颗粒型玻尿酸无制粒步骤，基本由交联后的透明质酸凝胶构成。颗粒型玻尿酸中加入了非交联的透明质酸溶液，又称为双相型凝胶；非颗粒型玻尿酸又称为单相型凝胶。不同产品中的游离透明质酸与交联透明质酸占比不同，一些单相产品中也添加了少量游离透明质酸（表 15-1）。

面部衰老的研究发现，衰老不仅是松弛，还有一部分组织容量减少，容量减少表现在骨性容量和深层脂肪垫及浅层脂肪垫的上 1/3，因此在处理抗衰中需要适量补充组织容量，玻尿酸做为目前最理想的填充剂材料被广泛用于面部容量缺失型抗衰治疗中。目前也有很多专家提出了液态提升的注射技术，将拥有良好生物黏性的玻尿酸填充剂注射在面部特殊解剖位置和层次，将原本松弛的韧带上提，形成面部提升的效果。

表 15-1　常用的注射用透明质酸的分类

| 分类 | 分类 | |
|------|------|------|
| 非交联玻尿酸 | 瑞蓝 Touch 系列、非交联水光针、EME 逸美 | |
| 交联玻尿酸 | 单相玻尿酸 | 一种相态（液相）交联度如乔雅登、艾莉薇 |
| | 双相玻尿酸 | 存在固相（颗粒相）与液相（非交联玻尿酸）两种相态；交联度普遍在 3% ~ 5%，比如润百颜、瑞蓝 |

## 1.2　注射用肉毒毒素

肉毒毒素是来源于厌氧肉毒梭状芽孢杆菌的一种具有神经毒性的蛋白质。少量注射于肌肉后可以抑制神经肌肉接头处的乙酰胆碱的释放，引起局部化学去神经化，这种去神经化可以减少肌肉的运动。

医疗美容常见将肉毒毒素应用于上面部区域眉间纹、鱼尾纹、抬头纹、鼻背纹的改善，减少上面部动态皱纹。也可用于下面部咬肌、颏肌、颈阔肌单部位或者联合放松，打造下颌部曲线。

肉毒毒素是由厌氧的肉毒梭状杆菌在生长繁殖过程中产生的一种细菌外毒素，它能引起死亡率极高的肉毒中毒。肉毒梭状杆菌及其毒素根据毒素抗原性的不同，分为A、B、C、D、E、F和G共7个型。其中A、B、E、F为人中毒型别，C、D型为动物和家禽的中毒型别。C型肉毒梭状杆菌在自然界中广泛分布。饮食污染有C型肉毒梭状杆菌特别是C型肉毒毒素的水源或草料的动物有可能发生C型肉毒中毒。动物中毒后，20h左右甚至几小时内即可致死，死亡率极高，常常来不及用抗毒素进行特异性治疗。目前国内获准使用的"Botox""衡力""乐提葆"和"吉适"都属于A型。国外尚有其他批准使用的A型肉毒毒素，几种肉毒毒素的具体区别如**表 15-2**所示：

表 15-2　几种 A 型肉毒毒素的区别

| 产品 | 药物 | 辅料 6 | 工艺 | 总赋形剂 6 |
|---|---|---|---|---|
| AGN 保妥适[®1] | 复合物<br>（~900kDa）[4,5] | 0.5 mg 人血白蛋白<br>0.9 mg 氯化钠 | 真空干燥 | 1.4mg |
| Ipsen toxin[2] | 复合物<br>（300kDa）[5] | 0.125mg 人血白蛋白<br>0.25mg 乳糖 | 冻干 | 2.6mg |
| Merz toxin[3] | 全毒素[5]<br>（150kDa） | 1mg 人血白蛋白<br>4.7mg 蔗糖 | 冻干 | 5.7mg |
| BTXA | 复合物<br>（未知） | 5mg 明胶<br>25mg 右旋糖酐 | 冻干 | 55mg |

1. BOTOX（onabotulinumtoxinA）[package insert]. Allergan, Jan，2016.

2. DYSPORT（abobotulinumtoxinA）[package insert]. Ipsen, July，2015.

3. XEOMIN（incobotulinumtoxinA）[package insert]. Merz, Dec，2015.

4. MYOBLOC（rimabotulinumtoxinB）[package insert]. Solstice, May 2010.

5. Chaubal, Drug Delivery Technol, 2005，5:8.

6. Goodnough and Johnson; App.Enviro.Microbiol. 1992, 58（10）：3426-3428.

## 1.3　胶原蛋白（表 15-3）

在透明质酸进入市场前，胶原蛋白是应用最广泛的填充剂，并且作为金标准用于与其他填充剂的对比试验。最早的胶原蛋白是提取于牛的，但是因为维持时间和过敏率的原因，慢慢被市场淘汰。目前市面上常用的胶原蛋白是猪胶原蛋白，它和牛胶原蛋白不同，使用之前不需要做皮试。但目前在实际临床使用中，还是有报道过猪胶原蛋白形成的猪胶原蛋白异物反应。因而对于有严重过敏反应或自体免疫病史，患者和已知对胶原蛋白过敏患者，甲状腺异常，包括（但不限于）曾使用胶原蛋白制剂如注射剂、植入剂、止血棉、缝合线、生物胶等而产生明显过敏反应者，编者仍建议采取皮试来预防风险的发生。皮试方法：取 0.1mL 在身体比较隐蔽的部位进行皮内注射，48 ~ 72h 后进行观察，另外需要在 4 周后再次观察。

表 15-3　胶原蛋白填充剂的分类

| 胶原蛋白类填充剂 | |
| --- | --- |
| 动物源性胶原蛋白 | 牛胶原蛋白 |
| | 猪胶原蛋白 |
| 自源性胶原蛋白 | 自体脂肪离心提取分离的胶原蛋白 |
| | 成纤维细胞培养生成的胶原蛋白 |
| 同种源性胶原蛋白 | 尸源性成纤维细胞中提取的胶原蛋白 |
| | 活体捐赠的成纤维细胞中提取的胶原蛋白 |

目前猪胶原蛋白在市场上最常见的品牌是双美胶原蛋白。胶原蛋白注射一定要注意注射时就需要尽量做到平铺，一定不能像注射玻尿酸一样团注。注射完即刻如有不平整的地方医师需要立即用手指或者棉签轻压注射部位，力求扩散平整。胶原蛋白不吸水肿胀，因此注射时不能完全以玻尿酸的注射经验评估剂量。注射胶原蛋白之前建议医师做排气、推注，检查胶原蛋白是否好推，如果出现阻力，说明胶原蛋白可能储存不良、变质、油水分离，不能使用。胶原蛋白的保存需要保持比较严格的温度和湿度，因此医师术前需要评估胶原蛋白是否变质（**图 15-1**、**图 15-2**）。

编者主要应用双美胶原蛋白来改善下睑衰老状态和黑眼圈。因为胶原蛋白本身不具有吸水性，并且是白色的填充剂，因此有效地避免了丁达尔现象。胶原蛋白拥有很好的内聚力，因此术后不容易移位，但是同样如果注射位置不是最理想位置的话，也是很难通过术后按摩等方式来改变其位置。因此注射胶原蛋白的技术要求会比玻尿酸更高，要求医师具有良好的解剖基础和美学设计理念，并且术中一定是精准注射。近年来，编者基本都是用胶原蛋白来改善客户泪沟和黑眼圈的问题，客户满意度很高，术后双侧对比效果十分明显，2 周以后对于皮肤光泽的改善更加明显（**图 15-3**）。

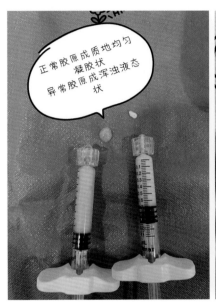

15-1　正常胶原和变性胶原对比 1

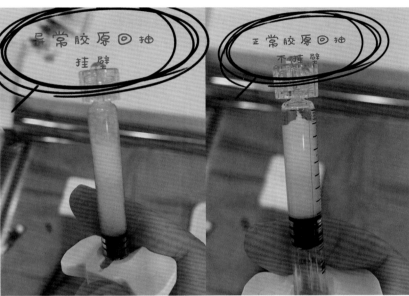

15-2　正常胶原和变性胶原对比 2

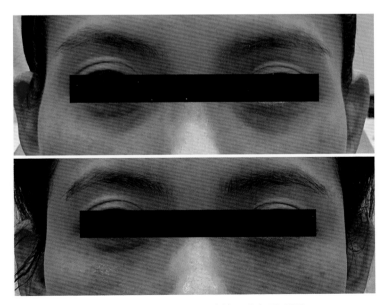

图 15-3　双美胶原蛋白改善泪沟与黑眼圈

### 1.4　聚左旋乳酸

聚左旋乳酸（PLLA）是一种生物可降解医用材料，可刺激自体产生成纤维细胞构成胶原蛋白纤维支架的生长催化剂，其生物相容性良好，可体内自行分解代谢为水和二氧化碳，无任何残留。

生物可降解医用材料在医学领域中起着重要的作用，医用缝合线、正骨材料、人体组织工程材料、医用纤维纸、伤口敷料等都由生物可降解医用材料制成。常见的生物可降解医用材料包括甲壳质、胶原蛋白、聚乳酸、聚乙交酯–丙交酯共聚物、聚对二氧杂环己酮和聚己内酯等。而聚左旋乳酸最早在 2009 年就已经通过了美国 FDA（食品药品监督管理局）认证，被允许作为填充剂用在医疗美容领域，在国外乃至中国港台地区都是合法的。由美国佛罗里达州博卡拉顿市 Rendon 皮肤病美容医学研究中心和美国佛罗里达州博卡拉顿迈阿密大学医学院皮肤科共同发起的一项历时 5 年的针对 PLLA 注射美容的长期回访，跟踪 100 位单独注射 PLLA 美容或与其他产品结合使用的受试者，大多数受试者都保持了极好和持久（长达 5 年）的美容效果，并且安全可靠。

聚左旋乳酸一般同一部位需要多次注射，要注射 2 ~ 4 次，两次之间至少应间隔 1 个月，常为 2 ~ 3 个月注射 1 次。注射后的效果是缓慢出现的，从最后一次填充时间算起，在 6 个月后进入稳定期。

### 1.5　富血小板血浆

富血小板血浆（Platelet-rich plasma,PRP）是自体全血经离心后得到的血小板浓缩物。PRP 中含有大量生长因子及蛋白质。

PRP 已经广泛应用于多个领域。M.Ferrari 1987 年首次应用 PRP 于心脏开放手术的患者进行自体输血，从而避免了同源输血。目前在美国国家生物技术信息中心（NCBI），与 PRP 相关的记录超过 5200 条，涉及领域涵盖整形、运动医学、牙科、眼科、耳鼻喉科、神经外科、泌尿外科、创伤修复、美容、心胸和颌面外科等。研究表明，血小板含有大量的生长因子和细胞因子，可对炎症、术后失血、感染、骨生成、伤口、肌肉撕裂和软组织愈合产生影响。另外，血小板还可释放许多具有生物活性的蛋白质，可募集巨噬细胞、间充质干细胞、成骨细胞，不仅有利于消除变性和坏死组织，而且还可提高组织再生和愈合能力。由于在技术、注射次数、注射间隔、血小板的数量、基线上血小板浓度、注射时有没有白细胞等问题上尚没有达成共识，因而外源激活血小板，甚至该流程的恰当候选项都没有定义，并因此需要针对上述问题进一步进行定义和评价。

### 1.6　嗨体熊猫针

嗨体—— 首款经 CFDA 批准适用于皮肤真皮层的Ⅲ类医疗器械复配型注射产品。嗨体是直接作用于真皮层，首先对于真皮层进行机械刺激，同时刺激了成纤维细胞，此时，成纤维细胞吸收嗨体中的氨基酸成分，促使细胞分泌胶原蛋白的能力增强，在真皮层产生大量的胶原蛋白。此时，嗨体中的纤维素成分，帮助胶原蛋白更有效地合成了胶原蛋白纤维。

注射后的生物反应与浓度有关，高胶原蛋白浓度，可以更有效地促进向胶原蛋白纤维合成反应。

嗨体还添加 L- 肌肽，可以结合自由基，避免自由基破坏刚生成的胶原蛋白，保证胶原蛋白产生后保持的浓度，辅助保证胶原蛋白纤维形成效率。

　　嗨体针熊猫针、嗨体 1.5、嗨体 2.5 的成分与比例完全相同，不同之处在于三者所含透明质酸的分子数大小不一样以及建议注射层次不一样（**表 15-4**），分子量大即相对分子质数大，实验表明，高相对分子质量透明质酸钠溶液的黏度高于低相对分子质量溶液的质量浓度，黏度即黏滞性（抗位移能力），黏滞性越强则支撑性越强。

表 15-4　3 种嗨体的不同之处

| | | |
| --- | --- | --- |
| 嗨体 1.0mL 中透明质酸分子量 | 约 200 万道尔顿 | 支撑力和黏滞性最强，皮下浅层填充组织容量，滋养皮下组织 |
| 嗨体 1.5mL 中透明质酸分子量 | 120 万～ 180 万道尔顿 | 支撑力和黏滞性较强，真皮层填充静态细纹，营养真皮细胞 |
| 嗨体 2.5mL 中透明质酸分子量 | 60 万～ 80 万道尔顿 | 流动性和渗透力较强，注射真皮浅层营养真皮修复真皮，恢复皮肤弹性白皙水润 |

　　嗨体目前临床多用于：①改善泪沟、黑眼圈、颈纹以及面部真性皱纹；②营养真皮细胞，改善真皮组织营养状态，修复真皮组织，恢复皮肤弹性和水润情况。因此我们临床上常常和热玛吉相结合使用。一般是热玛吉术后 1 周复诊并进行相对应部位嗨体的注射。

## 2　注射美容技术和热玛吉联合的设计理念

　　热玛吉的作用原理是通过热能的传递，在到达的瞬间产生热，热能使我们皮肤中的胶原蛋白纤维产生变性反应，可以有效刺激胶原蛋白再生、重组，让松弛的肌肤在治疗后，即刻感受到向上拉提、紧实的效果，第五代热玛吉还可选择性加热脂肪，使治疗更灵活，让面部、颈部轮廓曲线看起来更加匀称。因此热玛吉的治疗是不能改变组织容量和动力性皱纹的。编者一般在术前和客户沟通时会仔细和客户一起通过镜面和 Visia 等工具设备仔细分析客户面部除去松弛以外的轮廓缺点和动力性皱纹，设计符合客户心理诉求值的项目和技术，为进一步实现客户在美学上的需求提供专业建议。同时降低客户对热玛吉单一项目的期待值，实现认知上的统一。

### 2.1　眼周衰老

　　眼周衰老在外表现比较多样化，可以包括上睑皮肤松弛、动态鱼尾纹、下睑真性皱纹、黑眼圈、泪沟。因此医师在了解客户需求时要分析客户自我美学需求和实际美学的缺陷。热玛吉作为上下睑非侵入式治疗的首选，对于上睑皮肤松弛的改善和维持效果是非常受认可的，对于眼周真性皱纹的改善也有一定效果，但是热玛吉对于动态鱼尾纹、泪沟和粗大的眼周皱纹相对效果较弱，需要联合其他手段进行改善。

比如，动态鱼尾纹首选是肉毒毒素注射，注射后 1 周左右就能有比较显著的改善。泪沟有或无并发黑眼圈的求美者可以使用胶原蛋白，胶原蛋白材料因吸水性和移位可能性较差所以对泪沟下睑处注射填充有比较大的优势（图 15-4）。下睑有比较粗和深的真性皱纹，可以选用嗨体熊猫针皮下组织填充改善（图 15-5），1 个疗程 3 ~ 5 次，间隔时间 1 个月，求美者满意度比较高。针对下睑皮肤干性细纹还可以结合嗨体 2.5mL 营养真皮细胞，加强眼周皮肤营养，促进胶原蛋白再生，改善眼周皮肤弹性和纹理。

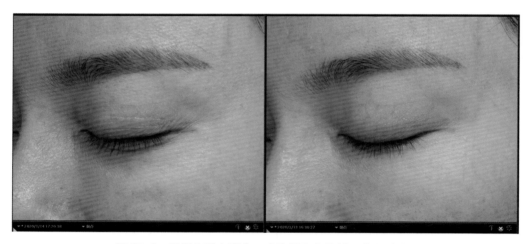

图 15-4　眼周热玛吉配合下睑胶原蛋白注射 2 个月对比

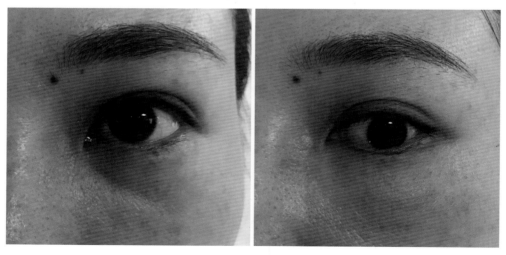

图 15-5　眼周热玛吉配合嗨体熊猫针注射前后对比

## 2.2　面部轮廓衰老

面部衰老时，皮肤逐渐变薄并且失去弹性，上 1/3 面部的衰老主要表现为表情肌参与的动力性皱纹，而下 2/3 面部的容积丢失和松弛更为明显。根据上下面部不同的衰老特点与表现，可以在热玛吉治疗以后联合肉毒毒素和玻尿酸进行面部衰老的联合改善。

编者目前一般是热玛吉术后建议客户配合用肉毒毒素改善抬头纹、鱼尾纹、眉间纹、鼻背纹，并且一并放松颈阔肌用以增加下颌曲线的流畅性。组织容量缺失可以根据客户自己审美、工作的需求，生活环境的接受程度来设计注射玻尿酸。针对 30 岁以上的客户，编者建议是先做"减法"收紧轮廓再做"加法"，避免一味地加量造成面部呈现一种"暄胖"的感觉。

## 2.3　颈部衰老

颈纹分为先天和后天两种，也可以按严重程度分级如下：

1 级——无：无可见的皱纹，只见连续的皮肤纹线。

2 级——轻度：褶皱浅，但可见。呈轻微的凹痕；面部折纹细小。

3 级——中度：较深的褶皱，颈部折纹清晰；自然情况下折纹可见；颈部伸展时折纹消失。

4 级——严重：非常长且深的皱折，折纹显著。

5 级——非常严重：极深且长的皱纹，且有垂坠状褶皱。

一般 3 级以上的颈纹都是伴随皮肤松弛的，因此颈纹处理上建议是收紧皮肤并且对比较深在的纹路进行真皮层的修复。所以编者一般会选用热玛吉联合嗨体的治疗，先做热玛吉，术后当天进行第一次嗨体的治疗，之后 1 个月 1 次，根据颈纹的严重程度可以做 3 ~ 5 次。还可以建议客户用肉毒毒素进行颈阔肌放松，进一步加强颈纹的效果（**图 15-6**）。

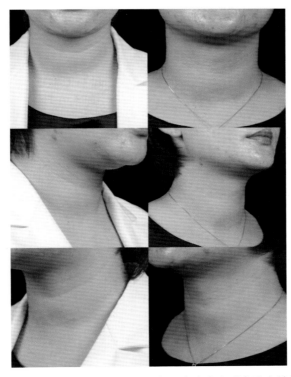

图 15-6　颈部热玛吉 +3 次嗨体治疗 + 肉毒毒素联合治疗前后对比

总结：热玛吉和注射美容技术联合治疗是临床最常见的治疗方式，因为注射美容技术本身的修复期几乎为零，因此求美者的接受度会比较高。联合治疗的目的也是更好地改善求美者衰老的形态，毕竟衰老表象不是一个组织一个原因，而是多组织、多结构一起衰老的结果。

# 3　注射美容技术和热玛吉联合操作的并发症

注射美容技术和热玛吉联合操作在操作不当或者时间安排不合理时会产生一些并发症，因此在临床实践工作中，需要格外注意。

## 3.1　玻尿酸移位

热玛吉治疗时需要垂直向皮肤下压至一定压力值才触发能量发射，因此在操作时每个部位都会被反复多次压迫，如果玻尿酸施打时间不是很久，特别是 1 周以内，就容易移位。另外，如果填充的玻尿酸的黏弹力不够或者玻尿酸注射时间过久，交联开始松解时，也容易发生玻尿酸的移位。

## 3.2　玻尿酸吸收过快

热玛吉在操作过程中会产生很多热能，这个热能对于小分子玻尿酸或者交联已经松解的玻尿酸的吸收有促进的作用。

## 3.3　肉毒毒素作用能力改变

临床上一般不会刚打完肉毒毒素当天马上进行热玛吉治疗，因为注射 A 型肉毒毒素会有针眼，而热玛吉操作过程并不要求无菌，因此不论是医师还是求美者都不会这么选择。但是临床上会有求美者注射过 A 型肉毒毒素 2 ~ 3 天就要求进行热玛吉治疗的，这时候建议求美者回去再等一段时间，最好是注射满 1 个月再行热玛吉治疗。临床观察发现射频类仪器产生的热量对于肉毒毒素效果的减弱还是比较明显的，因此对于热玛吉治疗前进行过肉毒毒素注射的求美者，还是需要将此种影响进行告知。

## 3.4　胶原蛋白吸收和变性

双美胶原蛋白品牌中有两个系列：一个是"肤丽美"，1mL/ 支，注射后塑形效果一般可维持 6 个月；还有一个是"肤柔美"，0.5mL/ 支，注射后的维持时间是 1 ~ 3 个月。因此如果是注射了"肤柔美"的求美者，术后局部再用热玛吉治疗会非常快地吸收，因此客户可能会觉得自己的胶原蛋白都被"热玛吉打没了"。

还有一种说法：胶原蛋白属于蛋白质，在一定温度下容易变性，产生一种变性蛋白保护壳，因此如果胶原蛋白没有和组织融合以前，就用热玛吉或者射频类的设备加热以后，反而会引起胶原蛋白外层产生蛋白变性形成一个类似保护膜而使吸收变缓慢。因此射频类设备对于团注胶原影响较小，平铺或少量多点注射的胶原可能有一定程度加快吸收的影响。

## 4　注射美容技术和热玛吉联合操作的注意事项

注射美容技术和热玛吉的联合应用是必然的，但是这两者如何完美、安全、有效地结合，临床应注意以下几点：

热玛吉术后理论上是不影响玻尿酸填充剂、胶原蛋白、肉毒毒素的立即施打，但是编者会让求美者在热玛吉术后休息至少 30min，等热玛吉为皮肤带来的皮温升高退去后再进行注射美容。

玻尿酸填充以后建议 1 个月以后再进行热玛吉治疗。玻尿酸填充以后，需要一段时间才能和人体组织相融合，如果早期进行热玛吉治疗容易造成玻尿酸填充剂移位。因为热玛吉操作过程中需要在治疗局部反复施加一定压力，再加上热玛吉的热能，都可能对玻尿酸填充剂的形态美学造成一定的影响。

玻尿酸注射进入人体一段时间以后，因为玻尿酸交联分解人体会自主吸收代谢注射的玻尿酸。玻尿酸凝聚力本身就开始下降时，即玻尿酸交联结构开始崩塌，玻尿酸吸收进入高峰期或者快速时期。此时求美者要求进行热玛吉治疗，术前一定告知求美者热玛吉的热能是会增加玻尿酸吸收的进程，如果求美者介意或不了解可以避开局部进行治疗。

肉毒毒素注射以后建议 1 个月以后再进行热玛吉治疗。

胶原蛋白术后建议 1 个月以后再进行热玛吉治疗，胶原蛋白的内聚力比较好，一般情况下不容易被压移位。但是双美品牌中的"肤柔美"本身就比较容易吸收，因此如果使用"肤柔美"改善黑眼圈、淡化下睑细纹的求美者，建议避开这个局部，以免吸收过快引起客户投诉。

PLLA 和 PRP 目前在国内市场的使用本身比较受争议，因此编者在此不详细说明了。如果真的遇到有境外使用这类产品回国的客户，可以参考透明质酸，在填充术后 1 个月再进行热玛吉的治疗。

# 第十六章　热玛吉与线性美容技术在面部年轻化中的联合应用

执笔：刘小娇　审校：齐显龙

## 1　线性提升发展历程

第一例线材提升手术可追溯到 1964 年，Alcamo 医师团队所创造出的专利技术与产品应用单根粗线于外科手术中增强固定效果与拉紧作用，此时开始出现锯齿线。

2000 年，欧美国家在 2000 年以后逐步将不可吸收的各种材料用于美容外科中，韩国、日本等亚洲国家对不可吸收材料以及可吸收材料应用于美容外科领域相对起步较晚。

2002 年，德国医师 Sulamanidze 发明了 Aptos 非吸收性聚丙烯缝线，并用 2-0、3-0 双向倒刺进行了提眉、面部提升、颈部疏松组织收紧提拉，获得不错的术后效果。

2003 年，美国医师 Lsse 同样开始了非吸收性聚丙烯缝线在美容外科领域的应用，如眼周、鼻唇沟、木偶纹等剥离后联合扩展应用。

2004 年，美国 Gregory 引进首个获得批准的非吸收性聚丙烯轮廓线用于眉、额、颈部的提升。

2006 年，美国将 Paul 将轮廓线应用于开放性手术提升。Silhouette Lift 获得 FDA 认证。

2007 年，美国 Quill SRS 非吸收聚丙烯缝线诞生，主要用于面部开放性提升手术中 SMAS 折叠应用，取代轮廓线的外科缝合。

2009 年，意大利 MST Operation 非吸收性聚酰胺纤维线问世，用于耳后切口向颈部进行牵拉收紧下颌缘。

2014 年，韩国 REEBORN Lift 非吸收性聚丙烯网状倒刺线改良得到临床应用。意大利采用 Happy Lift 可吸收羟基乙酸内酯进行提眉，下颌、颈部提升。

2015 年，韩国的 PDO 对二氧环己酮新型可吸收且多元化的线材问世。

2016 年，韩国报道使用 REEBORN Lift 对患者进行鼻唇沟与木偶纹治疗。

2019，国内 PA66 大量通过审批，用于面部提升（**图 16-1**）。

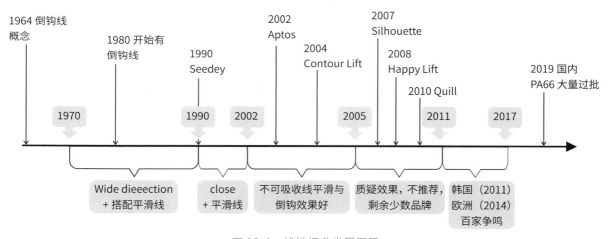

图 16-1　线性提升发展历程

## 2　常用线材

### 2.1　线材发展

2 世纪罗马医师盖伦，也有记载认为 10 世纪的安达鲁西亚外科医师宰赫拉威，发现了羊肠线。

公元 1800 年左右，羊肠线开始应用于制作网球拍的网线。1860 年，英国医师 Joseph Lister 将羊的肠系膜灭菌制作的羊肠线用于缝合。我国是在 20 世纪 60 年代初开始使用羊肠线的，主要应用于经络和穴位的植入，也是较早的穴位埋线术。

1960，美国发明了 PGA、PGLA 人工化学合成的可吸收编织缝合线，原材料是乙醇酸、乳酸等人工代谢产物。这些材料可水解，时间为 30 ～ 60 天。

早在 1964 年，苏联外科医师将带锯齿的不可吸收缝合线应用于美容手术，尼龙线聚酯线使用创伤小，效果较明显。

2002 年后，不可吸收性聚丙烯线、不可吸收聚酰胺纤维线开始应用于临床。

2014 年，可吸收的缝线重回市场，包括羟基乙酸内脂线、对二氧环己酮线、聚乳酸线、聚对二氧环己酮线、聚己内酯线。

2018 年后，聚酰胺线在国内获批后，进入临床推广中。

## 2.2　现有线材

现在国内可见使用的线材有对二氧环己酮线（PDO）、聚对二氧环己酮线（PPDO）、聚乳酸线（PLA）、聚左旋乳酸线（PLLA）、聚己内酯线（PCL）、聚乳酸羟基乙酸线（PGLA）、聚酰胺线（PA66）。

品牌进口的以悦升线、快翎线、美思科、鱼骨线，以及之前获批的铃铛线（再次过证未获批）为主，国内线材较丰富，微拉美、逆龄线、东源、微立肤、极线等，不一而足。

## 2.3　常用线材降解时间

聚对二氧环己酮线（PPDO）经水解代谢，180 天吸收，分解成水和二氧化碳。

聚左旋乳酸线（PLLA）是从玉米粉中分离出的 100% 可分解的材料，可维持 2 ～ 4 年，降解为乳酸和二氧化碳。

聚己内酯线（PCL）是结晶性生物降解聚合物，材质比较柔软，断裂伸长率很高，植入后的持续效果为 12 ～ 18 个月，采用较粗的线体规格可以达到 24 个月以上。

## 2.4　常用线材物理特性（表 16-1）

持续时间：PPDO ＜ PLGA ＜ PLLA ＜ PCL。

硬度：PCL ＜ PPDO ＜ PLGA ＜ PLLA。

抗拉强度：PLLA ＜ PLGA ＜ PPDO ＜ PCL。

PCL：持续时间长，相容性强，无异物感，拉力强。

PPDO：柔软度和拉力较好，但维持时间相对短。

PLLA：持续时间较长，但线质较硬且拉力小，故目前适合做小线。

表 16-1　不同线材的性质一览

| 类别\材料 | PDO 及 PDO 复合材料 | PPDO | PLLA- 童颜线 | PCL | PLA-CL |
|---|---|---|---|---|---|
| 降解期 | 3～6个月 | 6～8个月 | 18个月 | 24个月 | 18～24个月 |
| 保质期 | 保存难度高 | 保存难度高 | 易氧化 | 保存难度高 | 常态保质 5 年 |
| 材料 | 聚二氧环己酮，聚乙交酯＋聚二氧环乙酮＋聚三亚甲基碳酸酯共聚，聚乙交酯＋聚二氧环乙酮复合物 | 聚对二氧环己酮 | 聚左旋乳酸、骨胶原 | 聚己内酯 | 聚乳酸己内酯 |
| 优缺点 | 优点：安全系数高<br>缺点：降解时间较短 | 优点：组织相容性非常好<br>缺点：降解时间稍短，故当提拉作用减弱时，建议重复使用 | 优点：刺激皮肤新生成纤维细胞<br>缺点：材质较硬，异物反应较多 | 优点：非常柔软，感受更舒适<br>缺点：单纯的 PCL 线材过于柔软，不利于线材倒刺成型，提拉效果不足 | 优点：降解期足够长，可以起到长久提升机组织复位的作用<br>缺点：产品成本过高 |
| 安全性 | 复合材料，安全系数高 | 较为安全 | 易出现受体不良反应 | 较为安全 | 复合材料，安全系数高 |

# 3　线的优势

## 3.1　线的优势特点

安全

线材具有安全的生物相容性，无血管栓塞风险，现临床应用的大部分线材均为可吸收材料，出现并发症相对好处理。

**效佳**

线材可多层埋入，应用范围也较广，效果确切。

**精准**

品类细分，将线材细化到各个面部脂肪分区及身体的各个部位，精准复位。

**自然**

区别于传统的拉皮手术，植入线材恢复期短，效果更自然。

## 3.2　可应用范围

**面部提升**

面颊中侧面、双下颌、鼻部修整、提眉等。

**私密系列**

阴道收紧、肛门收紧等。

**身体塑形**

溶脂线、蝴蝶袖收紧、乳房悬吊等。

## 3.3　常用面部植入线材

大小 V 线：也是现在较为常用的套管线，可用于全面部，锯齿方向和线体粗细多种多样，适用范围较广，用于中下面部提升、下颌缘提升等抗衰紧致需求。

平滑线：包括大小平滑线，面部主要应用小平滑线，可应用于全面部，需大量使用。常用来改善皱纹，支撑局部少量塌陷，收紧皮肤。

螺旋线：有单螺旋和双螺旋，用于皮肤及局部脂肪收紧，效果较平滑线明显，用量亦少，疼痛感较明显。

自由移动线：可用于全面部，需裁剪，材质多种，有或无倒刺，应用部位较多，例如苹果肌复位，下面部颊脂垫复位，以及全面部收紧。

宽齿线：属于高分子 PGLA 长效材质，提拉效果明显，操作难度较大，适用于衰老比较严重、年龄较大的客户，恢复周期较长。

## 3.4　适用人群

18 岁以后，希望能通过面部植入线材保养，减缓颧脂肪垫下垂，从而达到延缓衰老目的的人群。在此前，传统思维认为，面部植入线材的适用年龄应该是中年后，至少是 30 岁以后，现有状况是客户即使是 20 岁，依旧存在面部轮廓不流畅，中面部组织容量少，鼻唇沟加深等状况，在沟通顺畅后依旧可以给予面部植入线材的治疗方案。

# 4 线的临床应用

## 4.1 术前

### 4.1.1 术前评估

面部状态的评估：面部年轻化的核心是松垂组织复位，凹陷组织填充，富余组织去除，肤质改善以及面部轮廓的改善。一般将面部分为上面部、中面部和下面部。每个部位的老化状况等级不同，需术前评估后，采取合适的术式和线材，标准规范的运作流程，这一步很重要。评估面部形态和脂肪厚度，衰老部位是否有容量不足，例如颞部凹陷、泪沟、鼻唇沟凹陷，如果线材无法纠正可合并其他注射填充材料联合应用，轮廓是否流畅，浅层的布线可以改善皮肤表面色泽、质地、皱纹的状况，也可联合光电等疗法。需要排除面部过敏、炎症等问题，较严重或急性过敏期，适当改期。

身体状态的评估：首先是全身的身体状态，是否存在重大全身系统性疾病及敏感性变态反应疾病。其次是心理状态，期待过高或者是存在精神疾病的客户，需要进行心理疏导，不建议安排手术，期待较高者可通过术前谈话降低其心理预期，精神疾病客户需治疗平稳后评估其状态，择期手术。

### 4.1.2 术前准备

完善档案，签署知情同意书，特殊情况亦可写入。术前摄影摄像，对于特殊部位有特殊要求的客户，可进行重点局部特写，卡尺精准测量。根据客户术式以及对疼痛的耐受能力，选择合适的麻醉方式，常规选择局部浸润麻醉，对于疼痛敏感的客户可选择全身麻醉。表面麻醉和阻滞麻醉也会在手术中联合应用。

术前操作准备：术前设计画线，准备常规无菌器械手术包，准备线材，客户消毒。

## 4.2 术中

首先是安全，手术中对于面部神经血管的解剖的了解可以使疼痛出血以及损伤尽量减轻，合理的麻醉方式会让客户在操作过程中舒适度增加，减少痛苦和心理压力。

随时观察客户状态，操作轻柔，手术基本完成时观察面部，看是否需要进行调整。操作后可以让客户查看效果，即使是在麻醉后肿胀的情况下也可以有直观的改变。且以隐蔽创面、减少创面为原则，减少瘀青及肿胀为准则进行操作。

## 4.3 术后

术后清洁，创面可用红霉素软膏涂抹，免缝胶封口创面。可视术式选择口服消炎药和止痛药。

（1）术后前3天冰敷，面部避免碰水，可用生理盐水清洁面部及针眼区域。

（2）1周内避免化妆，如用护肤品，请用新开封护肤品以防造成细菌感染。

（3）3天内避免吃坚硬食物，尽量减少说话、大笑及面部夸张表情。

（4）2个月内避免按摩及激烈运动。

（5）术后前3天保持睡觉时枕头垫高，以减少肿胀，避免侧睡。

（6）可连续3天口服消炎药、消肿化瘀药物。

## 4.4　线材植入的并发症

（1）线材植入后效果不理想。

（2）线材断裂顶出。

（3）线材移位。

（4）术后左右不对称。

（5）局部组织凹陷。

（6）局部皮下感染。

（7）外伤后色素沉着。

（8）术后瘀青肿胀。

（9）术后疼痛。

（10）神经损伤。

（11）腮腺肿大。

（12）迟发性过敏反应。

（13）术后瘢痕增生。

线材应用较好的情况下，会尽可能地减少并发症的出现，也有些并发症不可避免，所以选择其他术式或者联合应用的状况在临床中经常出现。

# 5　线与热玛吉的联合应用

光电设备搭配面部植入线材的联合治疗应用较多，在整体肤质观感和效果上，都可以达到一个较好的联合效果。合理地搭配光电美容设备，可实现更完美的效果。常见的搭配包括了强脉冲光、水光针、热玛吉等。

在临床中，有很多客户会询问，自己的面部衰老状况采用哪种方式改善会更好，哪种治疗方法更适合自己。热玛吉和面部植入线材在现有市场的热度较高，所以常会遇到客户询问两者的对比，其中包括了疼痛管理、性价比、维持时间等。这个就涉及面部评估的问题，两者都是作用于皮下，起到提拉、除皱和紧肤的作用。热玛吉能有效地加强面部植入线材的抗衰效果，联合应用对于改善肤质及面部轮廓是很明显的，可以在组合搭配好后联合应用，当然也可以单独应用，这里我们主要介绍联合应用的方法。若是不同部位联合应用，同时操作效果更佳，建议同期进行，可同期恢复。同部位联合应用就相对复杂些，热玛吉和面部植入线材的联合应用如果应用过度或搭配不当，会对客户造成不同程度的伤害，两者的搭配取决于联合应用的间隔时间和先后顺序。

在联合应用时如先应用热玛吉，应用1个月后可进行面部植入线材的操作，在早期进行面部植入线材对于面部评估可能会有些许偏差，热玛吉应用后有略微水肿以及收紧的恢复过程，这个过程一般是1个月。另外就是在早期应用线材时有可能因为皮下胶原蛋白增生，瘢痕还未恢复，会在面部植入线材过程中操作比较艰难，针的阻力增加，客户疼痛感加强，出血增多，术后恢复时间延长。

也可在热玛吉后即刻进行埋线操作以加强其整体效果，但是由于热玛吉的热能可能会加速线材在皮肤内的降解速度，这个要和客户交代清楚，且在面部植入线材过程中由于皮肤水肿，操作难度略微增加。

在联合应用时如先进行面部植入线材，那就要视应用的线材来确定间隔时间，一般是半年以后，如果是PCL等维持时间较长的线材，比较建议1年甚至更久。如果在面部植入线材后过早进行热玛吉操作，有可能加速炎性反应以及引起局部烫伤，加速线体降解代谢。

在临床接诊中，我们遇到多例客户，多次进行热玛吉术后行拉皮手术，分层解剖打开可见每层的组织变薄，包括SMAS层，层次分隔略不清晰，操作稍复杂，出血增多（**图16-2**）。所以此类求美者进行线性提拉术时，应格外说明术中可能会发生出血更多、疼痛感更明显、操作时间延长等风险。

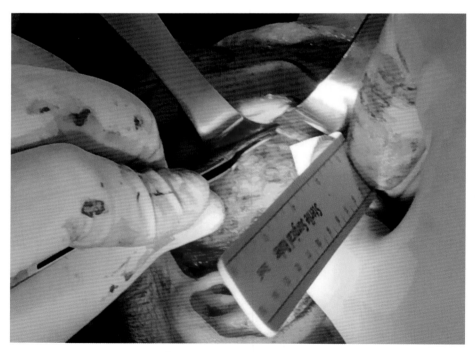

图16-2　经多次热玛吉治疗后求美者的面部解剖变化术中

编者也曾遇到求美者在线性提拉发展比较早期的时候做了全面部皮下埋植金线，至今8年，仍可从皮肤表面触摸到其线型和长度，在术前沟通已告知客户可能有烫伤、水疱等风险，但该求美者仍强烈要求行热玛吉治疗。热玛吉按正常流程操作后，并无红斑、水疱等不良反应出现，求美者对于热玛吉的紧致效果也相当满意。这个案例也给我们启发，对于临床上有些看似无法完成的治疗，在详细沟通、告知求美者可能发生的风险并取得了同意之后，可以进行一些实验性的操作，以尽可能低风险的方式达成求美者的期待。

# 第十七章　热玛吉与美容外科技术在面部年轻化的联合应用

执笔：关世超　审校：齐显龙

近年来美容外科手术技术发展得越来越精细，求美者的接受程度也越来越高，因此在热玛吉治疗的面诊时医师也经常会接触到一些术区已经做过或者想要做美容外科手术的求美者。因此医师在面诊时也是需要注意客户局部外科手术的情况。

常见术区重叠容易出现在上下睑、手术拉皮、局部抽脂、脂肪填充、局部外伤或者赘生物切除术后等。做完热玛吉以后如无特殊并发症，一般当天就可以做美容手术。

## 1　上下眼部美容手术

眼部美容外科手术一般常规可以分为美容性手术和抗衰类手术。美容性手术包括重睑成形、内眦开大、外眦开大、下睑下至手术等；抗衰类手术包括提眉术、眼袋祛除术、上睑皮肤松弛矫正术等。

### 1.1　重睑成形手术

眼睛是心灵的窗口，一双漂亮的眼睛可以给人带来精神上和生活上自信和美的享受。东方民族的眼形特点是：单眼皮居多，睑裂较小，上睑因含有皮下脂肪，显得臃肿，两眼距离较宽，部分人呈现明显的内眦赘皮。随着生活水平的提高，越来越多的单眼皮人士开始追求富有立体感的双眼皮，因而重睑成形术也成了目前美容门诊最常见的美容手术。

重睑手术的手术设计尤为重要，应该考虑患者的整体审美和提上睑肌的力量。双眼皮成形手术按术后重睑形态可以分为扇形、平扇形、平行形。按手术分为埋线（**图 17-1**）和切开（**图 17-2**）两种方式。不论哪一种方式都需要将皮肤向内固定在睑板上，再加上有切口等伤口的恢复因素，因此此类手术术后建议至少半年以后再进行热玛吉治疗。

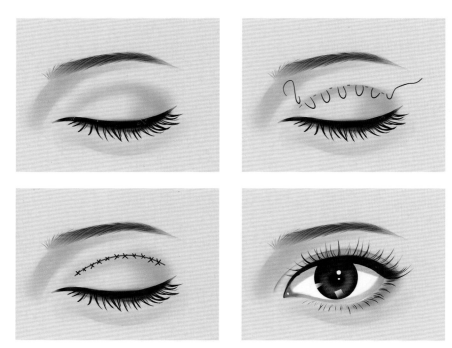

图 17-1    埋线式重睑手术过程

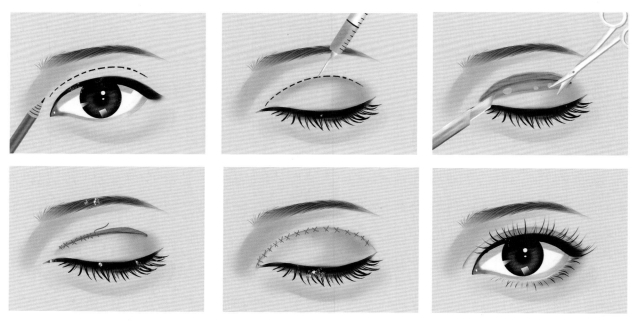

图 17-2    切开式重睑手术过程

## 1.2  提眉术

提眉术属于临床常见的眼部抗衰手术，提眉手术具体方法：设计切口，眉下切口多于眉上切口。提眉手术一般和眉毛的位置差不多，因此操作热玛吉时只要避开术区，一般手术以后 2 周就可以做热玛吉。因为手术一般效果都比较明显，因此对上睑处客户一般很少在术后短期要求治疗。若有需要，6 个月以后术区可进行热玛吉操作保养上睑皮肤。

### 1.3　眼袋祛除术

外切眼袋术一般是沿睑缘切口切开皮肤，切除多余皮肤和眶隔脂肪（**图 17-3**）。还有一种是内切眼袋术，常用于单纯眶隔脂肪肥厚的年轻求美者。外切眼袋手术建议术后满 6 个月时再进行术区热玛吉治疗，但是一般手术以后客户短时间内（1 ~ 3 年内）对于术区的满意度较高，因此就算避开术区，客户一般也不会太过于在意。内切眼袋手术损伤较小，因此术后 1 个月术区就可以开展热玛吉治疗。

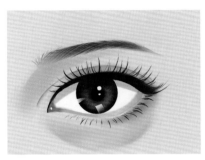 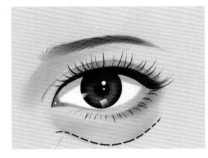 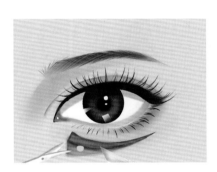
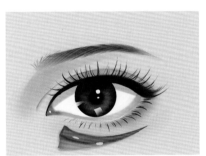 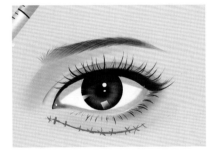 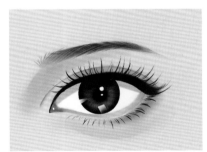

图 17-3　眼袋手术过程（外切口法）

## 2　除皱拉皮手术

随着射频、激光、填充、线雕等抗衰技术的发展，传统切口拉皮手术近年来呈显著减少的趋势。但是有一部分采用非手术效果不明显的求美者也会转而进行拉皮除皱手术（**图 17-4**）。拉皮除皱手术通常选择耳前切口，可分为发迹缘和发迹内 2 种切口。手术切开皮肤，面颊部在 SMAS 筋膜层表面分离至外眼角垂线位置，进行 SMAS 筋膜层的折叠或者切除，提升中下面部，进而减张后缝合。在额部，行帽状腱膜下分离，充分分离后形成错位愈合达到减轻额头皮肤松弛的效果。

传统拉皮手术可以直接切除多余的松弛皮肤，但是无法改善已然失去弹性的皮肤。而热玛吉可以很好地辅助加强提拉效果，并改善皮肤弹性、提升皮肤质感，因而拉皮术后联合热玛吉进行面部年轻化的治疗往往能取得更好的效果。热玛吉建议在拉皮手术 6 个月后进行。由于手术的关系，局部皮肤与皮下组织变薄，感觉神经末梢受损，灵敏度减退，对热与痛不敏感，因此操作时应注意能量控制，尽量避免皮肤不良反应的出现。

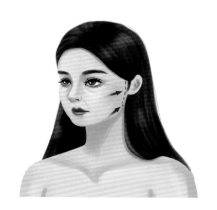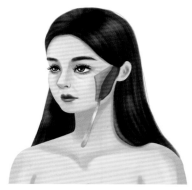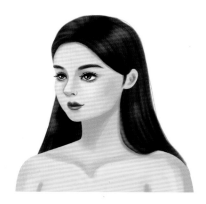

图 17-4　面颈部拉皮手术过程

## 3　吸脂手术

常见的吸脂手术部位多为腰腹、大腿、上臂、面部。常用的吸脂方法为负压抽吸、水动力、光纤辅助吸脂等。吸脂手术最常见的并发症是术后术区皮肤松弛和不平整。热玛吉对于这类手术并发症有一定程度的改善。

但因为抽脂术后局部皮肤的触觉和温感都会有所下降，散热能力也有所下降，因此建议满 6 个月以后同一术区再进行热玛吉治疗。

## 4　脂肪填充

脂肪填充是把抽吸的脂肪，通过处理、制备之后注射到面部、乳房、臀部等需要填充的部位（**图 17-5**）。脂肪填充的重点在于脂肪成活率，还有受区的形态、审美、安全性。热玛吉需要在填充受区的形态与脂肪成活率稳定后再进行治疗。否则因为治疗时的挤压与温度，会导致脂肪的体积缩小甚至吸收，所以应该在进行脂肪填充 6 个月以后进行治疗，如果局部肿胀明显，则治疗间隔需要顺延，比如顺延至 9 个月。

脂肪填充部位也可能不仅仅是组织容量的缺失，而是在术前就已经伴随皮肤松弛下垂，这种状况也可以通过热玛吉来改善。但是一般情况下建议先做"减法"再做"加法"，即先做热玛吉收紧皮肤与皮下组织以后，再进行填充。

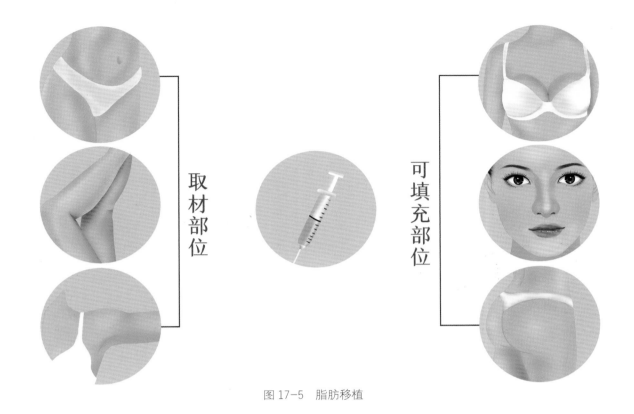

图 17-5 脂肪移植

## 4.1 鼻及鼻基底、下颌、乳房假体植入手术

鼻子、下颌及乳房腺体区域本身就不是热玛吉治疗的区域，因此手术本身对热玛吉没有什么影响，面部热玛吉治疗避开手术肿胀期就可以了。

近年来很多求美者会在鼻整形手术时同步进行鼻基底填充手术，填充材料有膨体或者自身软骨。术后 6 个月内面部进行热玛吉治疗建议避开术区，特别是自身软骨（**图 17-6**）。

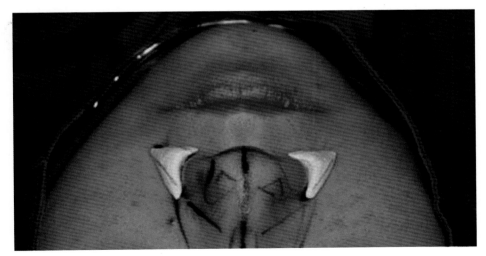

图 17-6 鼻基底手术填充剂位置

## 4.2 颌面外科手术

常见的颌面外科手术有下颌角截除手术（**图 17-7**）、颧骨降低手术等。这类手术常常会在固定骨结构时应用钛钉（**图 17-8**）。很多求美者为了避免再次进行手术，并没有取出钛钉，因此在热玛吉治疗时建议先行确认钛钉位置，治疗过程中避开颧弓和下颌角等可能存在钛钉的区域。

据编者了解，目前市面上还有一种可以自行被组织吸收的钛钉，如果客户当时有选用这类固定器，在该固定器自行吸收以后进行热玛吉的治疗是完全没有影响的。

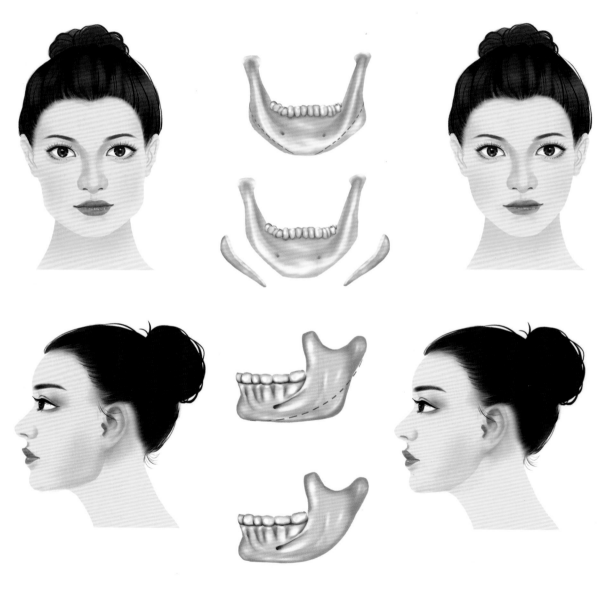

图 17-7　下颌角截除手术

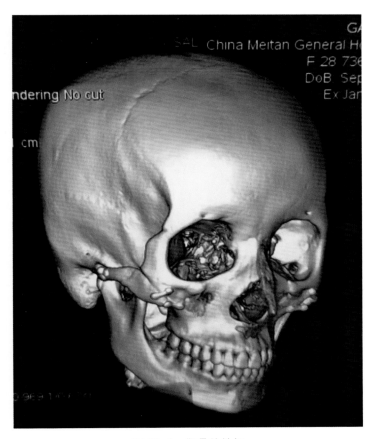

图 17-8　颧骨处钛钉

## 4.3　外科清创缝合手术和局部皮肤赘生物切除术

由于外伤引起皮肤损伤、污损甚至缺损，都需要进行美容外科缝合。皮肤赘生物祛除术目前最常用的方法是激光直接汽化，如果赘生物比较大，可以考虑手术切除并做病理检查。术后，6个月，如果术区皮肤恢复良好、没有瘢痕增生，就可以进行热玛吉治疗。

## 参考文献

[1] 辛淑君，刘之力，史月君，等 . 我国正常人皮肤表面皮脂和水分含量的研究 [J]. 临床皮肤科杂志 , 2007, 36（3）:131–133.

[2] 辛淑君 . 我国正常人皮肤表面皮脂、含水量及酸碱度的研究 [D]. 大连 : 大连医科大学 , 2007.

[3] 蔺茂强 . 紫外线照射对表皮通透屏障功能的影响及其意义 [J]. 中华皮肤科杂志 ,2010, 43（12）:889–891.

[4] HARMAN D. Aging:a theory based on free radical and radiation chemistry [J].Gerontol, 1956, 2（11）:298–300.

[5] VADIM N, GLADYSHEV. The Free Radical Theory of Aging Is Dead [J]. Long Live the Damage Theory，2014, 20（4）:5 228.

[6] FARAGE M A,MILLER K W,ELSNER P,et al.Characteristics of the Aging Skin[J].Adv Wound Care（New Rochelle）,2013,2（1）:5-10.

[7] KHAVKIN J,ELLIS D A. Aging skin:histology, physiology, and pathology[J].Facial Plast Surg Clin North Am,2011,19（2）:229-234.

[8] CHUNG J H,YANO K,LEE M K,et al.Differential effects of photoaging vs intrinsic aging on the vascularization of human skin[J].Arch Dermatol,2002,138（11）:1437-1442.

[9] ZAPICO S C, UBELAKER D H. mt DNA mutations and their role in aging，diseases and forensic sciences. Aging Dis，2013（4）:364-380.

[10] 高微. 射频技术在皮肤美容中的应用进展 [J]. 实用皮肤病学杂志，2015,8（6）：449-452.

[11] 林中梅、刘积东、王沽晴. 单极射频应用于面部年轻化的临床观察 [J]. 中国美容整形外科杂志，2019,30（10）：594-597.

[12] PRICE H N, O'HAVER J, MARGHOOB A, et a1. Practical appli— cation of the new classification scheme for congenital melanocytic nevi[J]. Pediatr Dermatol, 2015, 32（1）: 23-27.

[13] MINAKAWA S, TAKEDA H, KOREKAWA A, et a1. Q—switched ruby laser therapy and long—term follow—up evaluation of small to medium—sized congenital melanocytic naevi[J]. Clin Exp Dermatol, 2012, 37（4）: 438-440.

[14] SOHN S, KIM S, KANG W H. Recurrent pigmented macules after q-switchod alexandrite laser treatment of congenital melanocytic nevus[J]. Dermatol Surg,2004, 30（6）: 898-907.

[15] YOHEI TANAKA. Long—Term Three—Dimensional Volumetric Assessment of Skin Tightening Using a Sharply Tapered Non—Insulated Microneedle Radiofrequency Applicator With Novel Fractionated Pulse Mode in Asians[J]. Lasers Surg Med, 2015, 10, 47（8）: 626-33.

[16] YOHEI TANAKA. Long—term nasal and peri—oral tightening by a single fractional noninsulated microneedle radiofrequency treatment[J]. J Clin Aesthet Dermatol, 2017, 10（2）:45-51.

[17] 俞满昌、李大铁、王晶晶、等 . 侵入式点阵射频在皮肤年轻化治疗中的应用 :40 例临床观察报告 [J]. 中国美容整形外科杂志，2015,26（03）:156-158.

[18] 窦文婕、杨青、殷悦、等 . 点阵微针射频的临床应用及其进展 [J]. 中国美容整形外科杂志，2019，30（10）: 602-604.

[19] WHITE W M, MAKIN I R, BARTHE P G, et al. Selective creation of thermal injury zones in the superficial musculoaponeurotic system using intense ultrasound therapyua new target for noninvasive facial rejuvenation [J]. Arch Facial Plast Surg，2007，9（1）:22-29.

[20] SUH D H, SHIN M K, LEE J S, et al. Intense focused ultrasound tightening in asian skin: clinical and pathologic results [J]. Dermatol Surg,2011,37（11）:1595-1602.

[21] SUH D H, OH Y J, LEE S J, et al. A intense –focused ultrasound tightening for the treatment of infraorbital laxity [J]. J Cosmet Laser Ther,2012,14（6）:290-295.

[22] SUH D H, SO B J, LEE S J, et al. Intense focused ultrasound for facial tightening: Histologic changes in 11 Patients [J].

J Cosmet Laser Ther,2015,17（4）:200–203.

[23] SUH D H, KIM D H, LIM H K, et al. Intense focused ultrasound（IFUS）with a modified parameter on facial tightening: A study on its safety and efficacy [J]. J Cosmet Laser Ther,2016,18（8）:448– 451.

[24] FABI S G, GOLDMAN M P. Retrospective evaluation of micro–focused ultrasound for lifting and tightening the face and neck [J]. Dermatol Surg,2014,40（5）:569–575.

[25] BAUMANN L, ZELICKSON B. Evaluation of micro–focused ultrasound for lifting and tightening neck laxity [J]. J Drugs Dermatol, 2016,15（5）:607–614.

[26] KYUNG JUNG S, YANG S W, SOO KIM M, et al. Corneal stromal damage through the eyelid after tightening using intense focused ultrasound [J]. Can J Ophthalmol,2015,50（4）:e54–e57.

[27] 陈平，MICHEAL H.GOLD. 强脉冲光治疗学［M］. 北京：人民卫生出版社，2017.

[28] ALSHAMI M A. New application of the long－pulsed Nd－YAG laser as an ablative resurfacing tool for skin rejuvenation：A 7 year study [J]. Journal of Cosmetic Dermatology，2013，12（3）：170－178.

[29] ANDERSON R，PARRISH . Selective photothermolysis：precise microsurgery by selective absorption of pulsed radiation [J]. Science，1983，220（4596）：524－527.

[30] LUKAC M，VIZINTIN Z，PIRNAT S，et al. New Skin Treatment Possibilities with PIANO Mode on an Nd:YAG Laser[J]. Journal of the Laser and Health Academy，2011（1）：22－32.

[31] DAMS S D, de Liefde–van Beest M, Nuijs AM, Oomens CW, Baaijens FP : Pulsed heat shocks enhance procollagen type I and procollagen type III expression in human dermal fibroblasts [J].Skin Res Technol，2010，8，16（3）:354–64.

[32] M Ferrari A new technique for hemodilution, preparationof autologous platelet–rich plasma and intraoperative blood salvage in cardiacsurgery [J]. Int J Artif Organs，1987，1，10（1）:47–50.

[33] JOHN W. DECORATO, MD, FACS .Subcutaneous Adipose Tissue Response to a Non–Invasive Hyperthermic Treatment Using a 1,060nm Laser [J]. Lasers in Surgery and Medicine，2017，49:480－489.

# 第五部分
# 热玛吉及射频技术新进展

# 第十八章 第五代热玛吉

执笔：王颖　审校：齐显龙

## 1 第五代热玛吉：更快，更智能，更舒适

第五代热玛吉，英文简称"Thermage FLX™"（Faster 更快、aLgorithm 智能、eXperience 体验），Thermage FLX™ 是原博士伦公司，现为索塔公司无创紧肤除皱系统家族的一款新型号（**图 18-1**），用于非侵入式紧致、除皱、塑形的治疗。在外形和治疗头上，都与其他射频紧致仪器有区别。第五代热玛吉的治疗头触点技术更安全、更舒适，一旦有阻抗，可以自动调节能量，防止烫伤，相较于上一代仪器，治疗时间更是缩短了 25%。自 2019 年在美国上市后，中国台湾地区、中国香港地区和中国内地也相继引进了 FLX 热玛吉。遗憾的是，如今中国食品药品监督管理局并未给予 Thermage FLX™ CFDA 的认证。

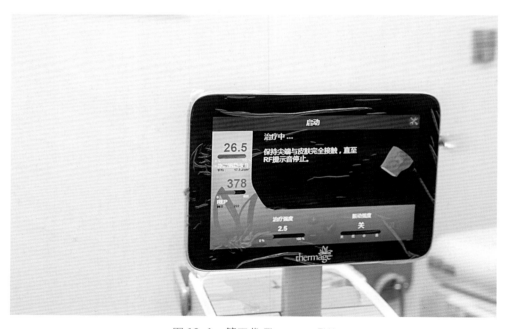

图 18-1　第五代 Thermage FLX

## 2 Thermage FLX™ 技术优势

Thermage FLX™ 系统与第四代热玛吉同宗同源，本质上都是一种有回路的单极射频，将调谐脉冲集成到每个高频能量脉冲（REP）中。这些调谐脉冲自动测量局部阻抗值并调整能量输出参数，以便

为每一个治疗区提供一致的能量，使皮下组织发热、选择性地加热深层皮肤，可达肌肤真皮层和部分皮下层，激活皮肤胶原蛋白生长，增强皮肤的弹性纤维，重构胶原蛋白支架，收紧组织，从而实现紧致、提拉肌肤，改善皱纹、肌肤光滑度和肤质的效果。

与第四代热玛吉不同的是，FLX 用的是最新的 AccuREP™ 智能技术。皮肤不同部位的电阻是有差别的，而 AccuREP™ 智能技术可以根据不同的皮肤状况、不同的部位微调优化每一发的射频能量，然后输出更合理、更均匀的能量，更能贴合应用者的要求，操作医护也会应用得更得心应手。

Thermage FLX™ 系统间断性的射频脉冲，在能量发射的前中后都有冷却喷射降低皮肤的较高温度，根据"疼痛闸门控制理论"振动设计阻断疼痛信号传递至大脑，分散"疼痛注意力"，使治疗的疼痛体验更弱，舒适度提高。同时，智能全效治疗头（Totip Tip 4.0）的治疗速度提升 25%，覆盖面积提高33%，使整个操作的过程缩短，改善受术者的体验，治疗更为快捷舒适，也可以减轻操作者的疲劳。

## 3　设备主机介绍（图 18-2 ～图 18-6）

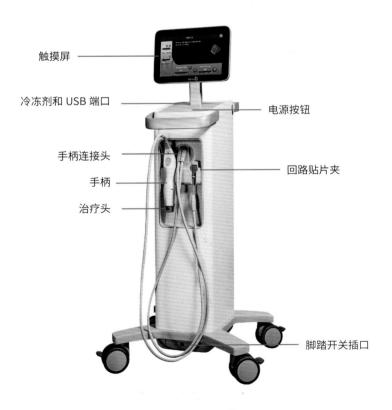

触摸屏

冷冻剂和 USB 端口

电源按钮

手柄连接头

回路贴片夹

手柄

治疗头

脚踏开关插口

图 18-2　Thermage FLX™ 系统图示

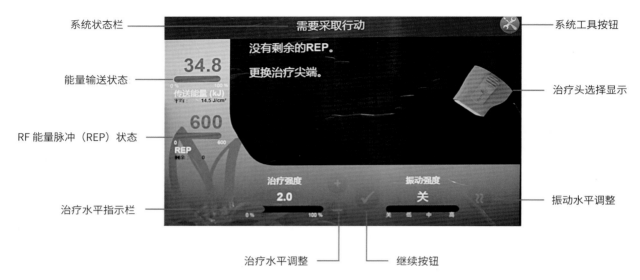

图18-3  Thermage FLX 触屏界面展示

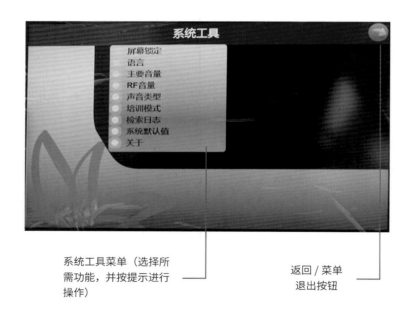

图18-4  系统工具界面图示

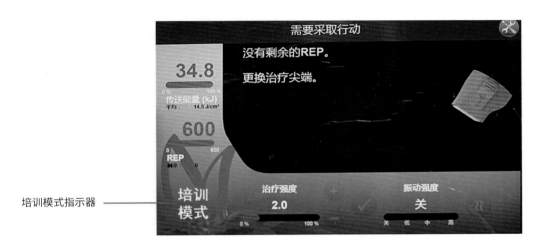

培训模式指示器

图 18-5　Thermage FLX 独有的培训模式界面

Thermage FLX 独具"培训模式"，对于未接触过或刚刚开始学习并应用 Thermage 操作的医师来说，可以在培训模式下进行学习和模拟锻炼。

◆允许模拟程序培训

– 无 RF 能量输送

◆确认屏幕上显示"培训模式"

◆如退出模式，重启系统

– 确认不再显示"培训模式"

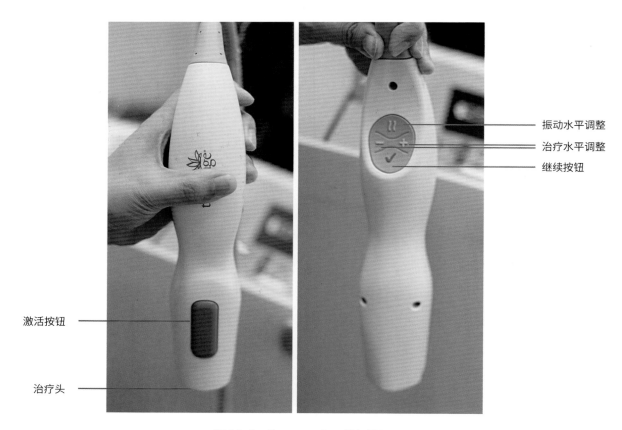

激活按钮

治疗头

振动水平调整

治疗水平调整

继续按钮

图 18-6　Thermage FLX 手柄图示

操作流程：初始化后，连接治疗头，接触皮肤，当机器检测到治疗头与皮肤接触后，可激活按钮，调整为合适的起始能量，按下按钮开始进行治疗。

# 4　Thermage FLX 的临床应用

## 4.1　热玛吉适合的部位

热玛吉能够安全有效地治疗多数身体部位的松弛皮肤，还能有效减少橘皮组织。

◆面部：面部脂肪垫下移，松弛，法令纹、口角纹以及下颌线皮肤组织松弛。

◆眼部：上下睑皮肤松弛、细纹、上睑皮肤厚重。

◆身体部位：包括生育后的腰腹部松弛、臀部的下垂松弛、大腿内外侧的皮肤组织松弛。

## 4.2　选择合适的适应证

### 4.2.1　理想的候选人标准

◆适当的期望。

◆轻度到中度的皮肤松弛。

◆干皱或起皱皮肤。

◆术后（面部、眼睑整容术、吸脂、热立塑及冷冻溶脂等）。

◆减肥后。

◆生产后。

◆适用于各肤色人群和各身体部位。

## 4.2.2　不理想的候选人

◆期望不切实际。

◆肤质差。

◆过度光损伤。

◆重度弹性组织变性。

◆产生不良成纤维细胞反应和弹性蛋白。

◆总体 / 精神健康不佳。

◆长期应用非甾体类抗炎药或皮质类固醇。

◆重度肥胖或重量波动较大。

## 4.2.3　管理患者的期望值

◆在许多情况下，治疗后即刻可见紧致或轻微提升的效果。

◆一些即刻的紧致作用可能随着水肿消退而减少。

◆一般患者在治疗后 6 个月内将看到持续的改善。

◆ Thermage 效果持续多年。

## 4.3　Thermage FLX 治疗的禁忌证

◆体内埋有助听器、心脏起搏器、人工心脏等医疗电子设备禁止应用 Thermage。

◆严重皮肤病、心脏病、甲亢、对电流敏感者禁止应用 Thermage。

◆面部金丝植入，体内埋入金属（妇科金属节育器和骨科合金材料）、塑料、硅胶等部位的周围禁止应用 Thermage。

◆不适用于植入角膜镜或绷带镜（如最近接受角膜手术的患者）的患者。

◆在接受准分子激光手术（Lasik）之后，患者可能需要痊愈数月以后才能安全植入眼盾。

◆怀孕、治疗区有严重皮肤疾病者禁止应用 Thermage。

被操作者必须是健康皮肤，深度烧伤后瘢痕增生患者、手术伤口未愈合者、肿瘤晚期患者禁用。

## 5    Thermage FLX 的操作流程

### 5.1    设备准备

#### 5.1.1    接通电源线

如题。

#### 5.1.2    安装冷却罐

拉开触摸屏后面的室盖。

◆倒置冷冻剂罐，接头朝下，注意接口处有个针口样形状，不要用力过猛，以免折断。

◆插入冷冻剂罐，顺时针旋转，直至遇到阻力，切勿过度，通常 3 圈。

◆关闭室盖（**图 18-7**）。

值得注意的是，第五代热玛吉所用的冷却剂罐与第四代并不通用。一般来说，第五代适用的冷却剂罐身上有 1 圈绿色的标记以示区分，建议使用原厂冷却剂，以免发生损伤机器的情况。

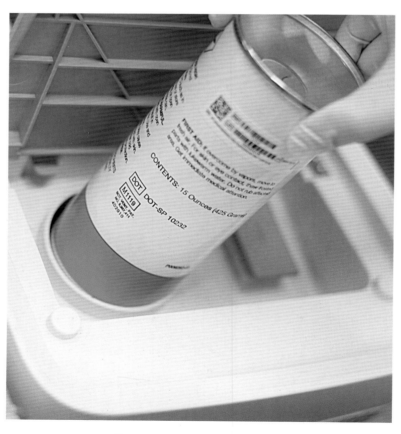

图 18-7   Thermage FLX 冷却剂安装

### 5.1.3 手柄安装（图 18-8）

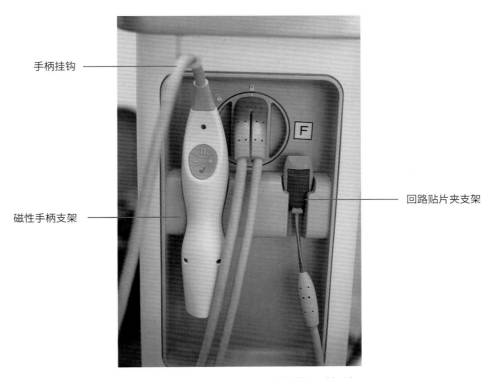

手柄挂钩

磁性手柄支架

回路贴片夹支架

图 18-8　Thermage FLX AC 手柄安装及手柄放置

## 5.2 治疗前物品准备（图 18-9）

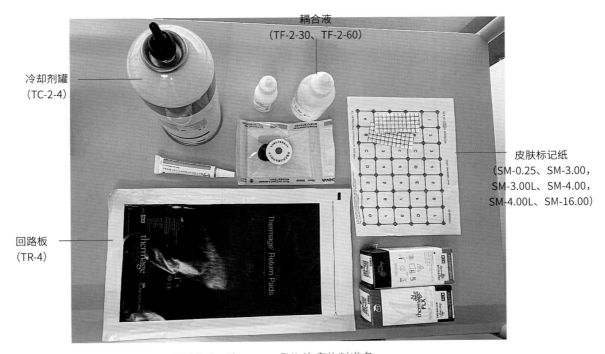

耦合液
（TF-2-30、TF-2-60）

冷却剂罐
（TC-2-4）

回路板
（TR-4）

皮肤标记纸
（SM-0.25、SM-3.00，
SM-3.00L、SM-4.00，
SM-4.00L、SM-16.00）

图 18-9　Thermage FLX 治疗物料准备

### 5.2.1　电极片

◆面部、眼部、臀部放置于侧腰部。

◆腹部、腰部贴敷于大腿近腘窝处。

◆连接搭扣朝向身体外处。

◆回路贴片不可用于肩部、头部、四肢末端或颈部区域完全贴合患者皮肤。

**治疗过程中应注意：**

（1）贴片与仪器位于同一侧。

（2）嘱咐患者如出现回路板发热应及时告知医师并更换新的电极片（回路板也可出现烫伤）。

（3）接头处不折叠、扭曲。

### 5.2.2　网格纸

为了能够达到最满意的治疗效果，让能量均匀分布。因每一部位的电阻不同，可找出最适当的治疗能量亦可方便操作医师记住敏感及耐受部位，网格纸可以帮助医师起到标记的作用。眼窝处不得印上网格纸，贴网格纸时需垂直贴敷，用95%的酒精转印。此处要求与第四代热玛吉进行治疗时一致。值得注意的是，Thermage FLX 的网格纸每格面积与探头相对应，四代、五代网格纸不通用。

### 5.2.3　耦合剂

在治疗区域涂抹耦合剂，避免用治疗头涂抹，防止刮伤治疗头上的薄膜。值得注意的是 Thermage FLX 耦合液是用于增加 Thermage FLX 装置与被治疗皮肤之间的电导率，从而使加热过程均匀一致地进行，该润滑液包含镉、铅、汞、六价铬、多溴联苯醚（PBDE）和多溴联苯（PBB），因此不要用其他耦合剂替代应用。

## 5.3　治疗前评估和计划

与 Thermage CPT 一样，治疗前需要先进行患者评估（**图 18-10**），询问患者需要重点改善的部位，触诊确定皮肤组织流动性、弹性、厚度以确定最佳方案。根据个体差异，确定矢量线和问题区域，分配发数以及敏感区域标记。

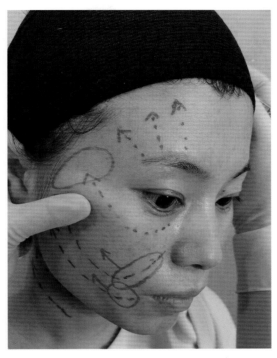

图 18-10　Thermage FLX 面部评估

　　因 Thermage FLX 的治疗头发数同 CPT 不同，有效治疗面积亦不相同，所以发数的分配略有不同。FLX 面部 600 发同 CPT900 发，FLX900 发同 CPT1200 发（**图 18-11**）。若是站在求美者的角度，可以说是原来要足足疼满 900 发，现在 600 发忍过去就可以了。

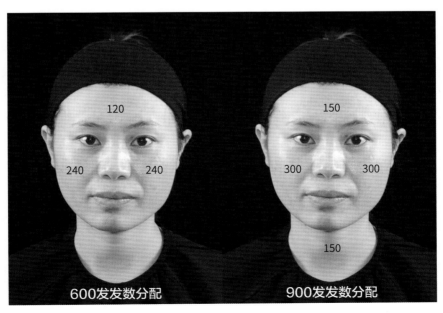

图 18-11　Thermage FLX 治疗发数分配

## 5.4  Thermage FLX 的治疗头及其安装与应用

Thermage FLX 面部、眼部及身体治疗头及相应发数：目前国内正规引进仅 Tip4.0 600 发和 900 发，Eye Tip0.25 450 发及 Body Tip0.25 500 发（**图 18-12**、**图 18-13**）。

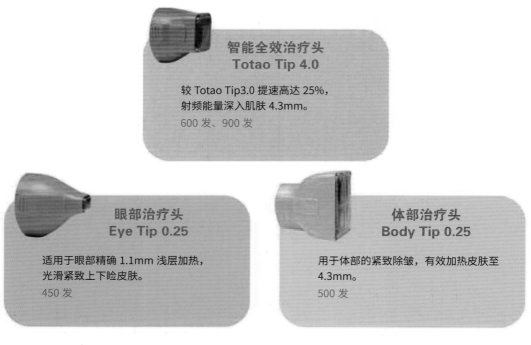

图 18-12    Thermage FLX 治疗头一览

| 治疗参数 | 眼部治疗头 EYE TIP0.25 | 面部治疗头 TOTAL TIP4.0 | 身体治疗头 BODY TIP 16.0 | 有效时间：2h |
|---|---|---|---|---|
| 加热深度 | 0~1.1mm | 0~4.3mm | 0~4.3mm | |
| 发数 | 450 发 | 600 发、900 发 | 500 发 | |
| 工作面积 | 0.25cm² | 4.0cm² | 16.0cm² | |

图 18-13    Thermage FLX 不同治疗头的区别

需要注意的是，Thermage FLX 治疗头在发射第一发开始，会有应用计时，有效时间为 2h，2h 内须完成一个治疗头的操作，否则治疗头会失效。

安装治疗头时，先检查治疗头表层薄膜是否完整无损，手指不能按压治疗头上的薄膜，听到两声"噗噗"声即安装完成。操作过程中，保持治疗头与皮肤垂直，确保治疗头与皮肤完全接触，与治疗头4个角完全接触。治疗过程中应以盖章的方式逐一进行，避免滑动发射能量（**图 18-14**）。

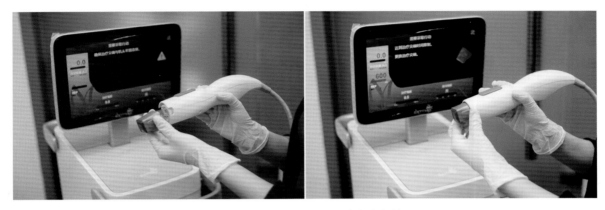

图 18-14　Thermage FLX 治疗头安装

## 5.5　Thermage FLX 治疗级别的选定

（1）起始能量：面部推荐的起始能量为 3.0，眼睑治疗推荐的起始能量为 2.0。

（2）最佳能量的调节：起始能量上以 0.5 级别逐步调节，根据顾客热反馈确定患者最适当的治疗能量等级，5～10 个无振动脉冲确定最佳能量。

（3）根据患者反应选择振动模式，以减轻疼痛感。

（4）面部及眼部治疗均有敏感点，建议适当降低敏感点部位能量（**图 18-15**）。

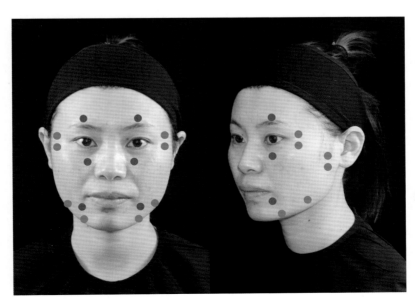

图 18-15　Thermage FLX 治疗敏感点图示

## 5.6  面部治疗步骤

治疗区域覆盖 XYZ 打法，人体的面部是立体的，松弛程度是不同的，所以需要不同的热累加；若所有的发数全部都依相同的平面施打，无法更好地打造立体的面部。

### 5.6.1  X: X- 紧致回合，2 ~ 3 遍定点全覆盖（图 18-16 ）

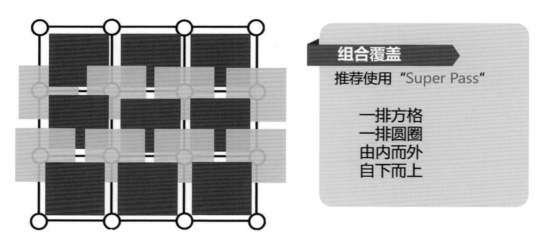

组合覆盖

推荐使用 "Super Pass"

一排方格
一排圆圈
由内而外
自下而上

图 18-16  Thermage FLX 治疗 X- 紧致回合

### 5.6.2  Y：Y- 提升回合，4-6 遍矢量线覆盖（图 18-17 ）

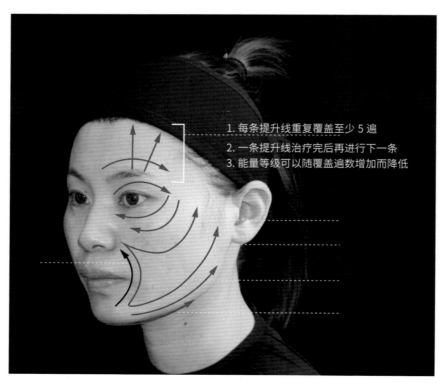

1. 每条提升线重复覆盖至少 5 遍
2. 一条提升线治疗完后再进行下一条
3. 能量等级可以随覆盖遍数增加而降低

图 18-17  Thermage FLX 治疗 Y- 提升回合（最大宽度 9cm ）

### 5.6.3　Z: Z- 塑形回合（图 18-18）

4 ~ 5 遍锚定点加强覆盖。在这里锚固点一般都是韧带所在部位，起到牵拉和固定的作用，在这些部位加强，可以起到牵拉韧带的作用，将面颊部松弛、下垂的软组织向外上方提升和锚定，以达到改善中面部组织松弛和消除鼻唇沟等中面部皱纹的效果。

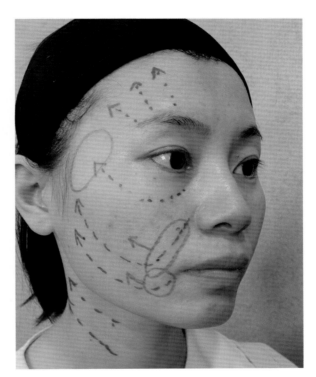

图 18-18　Thermage FLX 治疗 Z- 塑形回合

## 5.7　Thermage FLX 眼部治疗

**Thermage FLX 眼部治疗的禁忌证**

Thermage FLX 眼部治疗不适用于植入角膜镜和绷带镜的患者；角膜手术（包括 Lasik 手术）、接受激光近视的患者要间隔半年以上方可进行眼部热玛吉操作；戴隐形眼镜的患者治疗当天尽量戴框架眼镜就诊，治疗后 1 周尽量不戴隐形眼镜（**图 18-19**）。

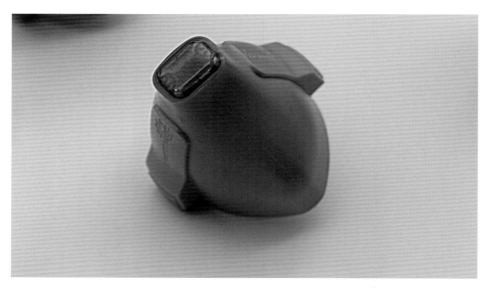

图 18-19    Thermage FLX 眼部治疗尖端

**Thermage FLX 眼部治疗的注意事项**

（1）眼盾一般应用超小号。

（2）治疗结束后嘱咐顾客不要摩擦眼睛防止擦伤角膜，治疗后可用含有表皮生长因子的凝胶保护眼睛。

（3）眼盾应用高温、高压消毒。硅胶吸盘不可应用高温消毒，仅可通过酒精消毒。

（4）推荐眼睑治疗头和面部治疗头联合治疗，效果更佳（**图 18-20**）。

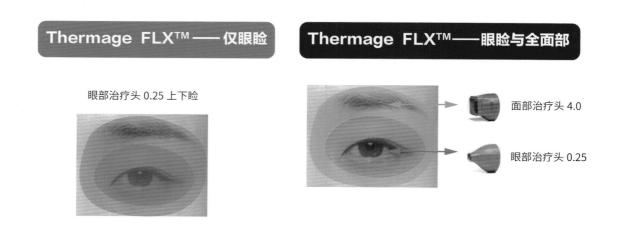

图 18-20    Thermage FLX 眼部治疗与面部治疗联合

眼部的敏感区在治疗时应降低能量或者无法忍受者可避开敏感区（**图18-21**）。

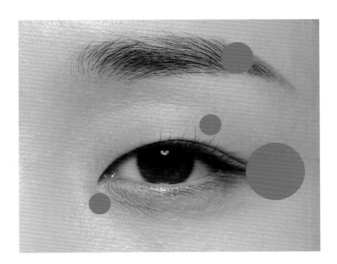

常见敏感区：内外眼角、眉弓、上睑

图18-21　Thermage FLX 眼部治疗敏感区：内外眼角、眉弓、上睑

## 6　Thermage FLX 的治疗感受如何

◆ Thermage FLX 沿用舒适脉冲技术，相比前一代热玛吉，FLX 可以在有效治疗皮肤的同时改善患者治疗的舒适度。同时创新的振动模式可增强顾客舒适度。

◆ 每一次脉冲发射的前、中、后都会有冷却剂的喷出，以降低高温对皮下组织的热损伤。所以在治疗过程中都会有短暂冰凉的感觉，随着治疗继续会有短暂的灼热感，然后是冰凉的感觉。

◆ Thermage FLX 治疗整个过程中，不建议应用全麻，更不建议应用笑气，操作过程中操作者需要实时询问受术者对冷热程度的反馈，在取得最佳效果的同时防止发生烫伤等损伤。

## 7　Thermage FLX 的术后护理

Thermage 是无创抗衰美容技术，由于治疗无停工期，术后也无须进行特殊护理。

### 7.1　面部护理特殊注意事项

◆ 术后当天用温水洗脸，避免过冷和过热的水温刺激，尤其不建议冰敷。

◆ 日常的皮肤护理，加强补水保湿，增加皮肤营养成分的补充。

◆ 注意术后1周内不要做高温瑜伽，避免进入桑拿房等高温环境，注意涂抹防晒霜。

## 7.2    眼部护理特殊注意事项

◆做完即刻可用表皮生长因子凝胶保护角膜，术后 1 周可使用不含防腐剂的人工泪液。

◆戴隐形眼镜的患者术后 1 周内应用框架眼镜。

◆眼部热玛吉术后，尽量避免揉搓眼睛。眼部麻药效未完全消退，无疼痛反馈避免挫伤角膜。

## 7.3    体部护理特殊注意事项

◆ 6 个月以内不建议在同一部位再次进行治疗。

## 7.4    治疗过程中的注意事项

◆不建议全麻下进行热玛吉治疗，非常惧怕疼痛的患者可用皮肤表面麻醉剂进行表面麻醉处理。

◆保证顾客具有疼痛反馈，并时常询问治疗感受，适当调整治疗能量，尤其在敏感点处可降低能量。

◆操作过程中不断观察顾客肤色变化：微红—深红—发白—水疱，避免烫伤发生的可能。

◆男性顾客应在治疗前刮好胡须，防止刺破治疗头薄膜，导致烫伤。

关于第五代热玛吉舒适感的提升，对于治疗效果的影响可以这样理解：

有的人的疼痛感可能做第四代热玛吉能量到 3 左右就已经承受不了了，需要逐渐降低能量完成治疗。但同比，如果选用第五代热玛吉的时候可能可以承受到 4 或更高，因此在能量的累积下，在我们可承受的安全范围内，能量大小与效果是成正比的。所以两代设备最终的治疗效果也有可能是不同的。

## 8    Thermage FLX 与 Thermage CPT 的异同（图 18–22）——————

## 8.1    相同之处

◆面部治疗头具有同样的穿透深度（0 ~ 4.3mm）和治疗温度以及加热时间。

◆同样为单极回路式射频技术能够产生三维立体式皮肤紧致效果。

◆都能够对面部、眼部、体部区域进行治疗，且一次治疗即可有效。

## 8.2    不同之处

◆ Theramge FLX 加入 Total Tip 4.0 治疗头，节约 25% 的治疗时间。

◆ Thermage FLX 体部加入舒适脉冲技术，使体部治疗体验获得提升。

◆ AccuREP™ 技术使每一发获得能量更均匀、更易操控，医师、患者获得更良好的体验。

◆便于升级的接口。如果机器需要换代升级，现在可在 USB 接口实现。

◆具有训练模式，便于医师练习。

| | 第五代热玛吉 | 第四代热玛吉 |
|---|---|---|
| 型号 | Thermage FLX | Thermage CPT |
| 面部治疗头 | 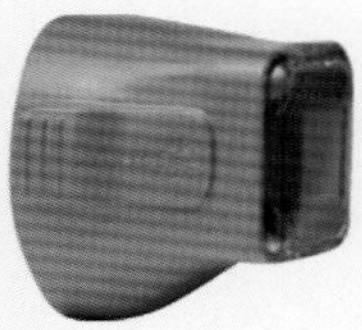 | 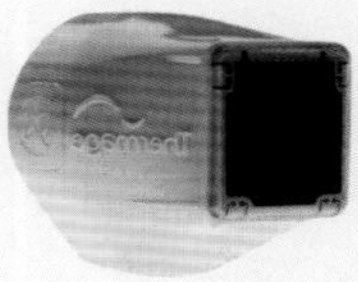 |
| 加热深度 | 0~4.3mm | 0~4.3mm |
| 发数 | 600 发、900 发 | 900 发、1200 发 |
| 面积 | 4.0cm$^2$ | 3.0cm$^2$ |
| 眼部治疗头 | 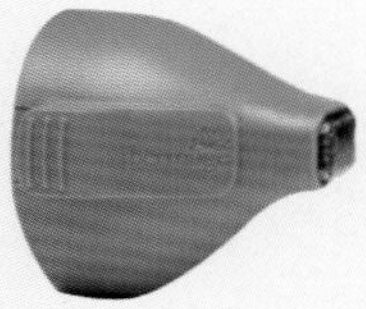 | 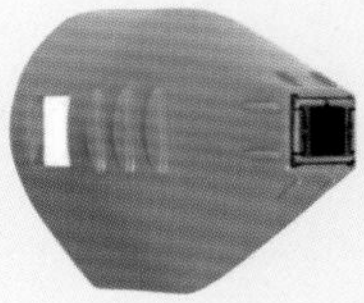 |
| 加热深度 | 0~1.1mm | 0~1.1mm |
| 发数 | 450 发 | 450 发 |
| 面积 | 0.25cm$^2$ | 0.25cm$^2$ |
| 身体治疗头 | 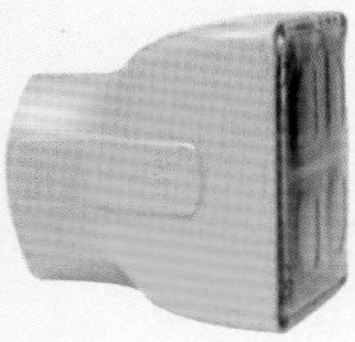 | 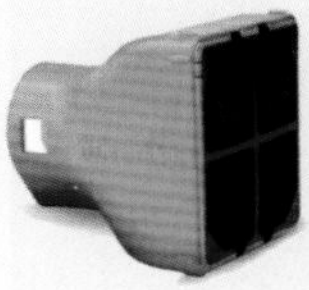 |
| 加热深度 | 0~4.3mm | 0~4.3mm |
| 发数 | 500 发 | 500 发 |
| 面积 | 16.0cm$^2$ | 16.0cm$^2$ |

图 18-22　Thermage FLX 与 CPT 治疗头的区别

# 9  Thermage FLX 与其他面部年轻化疗法的联合治疗

◆ Thermage 与超声刀联合：建议超声刀治疗在先，仅使用 4.5mm 治疗头，且能量不宜过高。

◆ Thermage 与注射联合（Thermage 不影响肉毒毒素的扩散和玻尿酸的分解）：Thermage 术后即刻可进行肉毒毒素和玻尿酸的注射。如已注射玻尿酸或肉毒毒素，推荐 2 周后再进行 Thermage 治疗。

◆ Thermage 与脂肪填充：先进行 Thermage 治疗再进行脂肪填充，如已进行脂肪填充推荐 6~12 个月后再进行 Thermage。

◆ Thermage 与水光针联合：先进行 Thermage 治疗后即刻可进行水光针治疗。

◆ Thermage 与光子联合：光子在 Thermage 前后治疗均可。

◆ Thermage 与埋蛋白线联合（金属线材不可进行 Thermage 治疗）：先进行 Thermage 治疗后即刻可进行埋蛋白线治疗，如已埋蛋白线推荐 3 个月后进行 Thermage 治疗。

## 彩蛋：热玛吉项目运营

编者按：到此之前，本书的绝大部分内容都由医师从各自专业技术的板块，就热玛吉的临床应用做出了详尽的解释与经验分享，在本书的最后一部分，我们邀请了一位年轻的皮肤科运营官，从市场运营与流程管理的角度，讨论如何让热玛吉这个 2020 年度抗衰爆品更长久，也更有价值地活跃在医美机构内。

# 热情满满，马力十足，共创佳绩

执笔：刘静　审校：齐显龙

成熟的产品运营为医美机构的成长带来了巨大的效益，从而也推动了整个美容市场的运作。当下，医美机构与品项的运营营销模式也是八仙过海、各显神通。但是，不管何种执行落地行为，一定要以主体诉求为依托，"产品力"才是当下市场运作成功的第一要素，它直接决定了产品的"口碑"、产品的"生命周期"以及机构与专家的"口碑"，乃至机构的利润。利润为产品运营的结果，但能否持续获得利润并不在于某一单是否成交，成交的客单价有多高，而在于你的产品是否能够给到顾客基本信心，从而促使顾客持续消费你的高值项目。

每个产品都有属于自己的生命周期（生命力的持续）。医美机构最大的效益来源于产品的生命周期，也就是说产品的生命力能使其推广得以持续。

Thermage 是近年来热门的光电医美项目，持续保持"热门"头衔，引、育、留、存也是众多机构和运营管理遇到的难题。对此，本人将自己进入医美八九年从配台、客服、咨询、运营的经验，简要分析，分享于此。

编者本人是 2011 年以医学背景进入医美行业的（医美第一站有幸进入某知名大型医美集团），最早接触热玛吉是 2011 年的 10 月份，以配台护士角色开始接触，那时候我们的热玛吉售价：第三代 6.8 万 / 次，没有什么折扣，牛奶麻无痛操作（手术室里面操作，每次进手术室都能看到三代热玛吉的身影，如此孤寂）。现在是真的很羡慕这个价格，但也就是在 2014 年的 9 月份左右，市场开始流行超声刀后，机构周年庆期间力推超声刀，热玛吉的热度就开始往下降，当时是非常感叹市场的严峻，但同时也开始理解产品生命周期的概念。

热玛吉的发展历程本书正文已经有详细介绍，在此编者就不多赘言。本文就以第四代和第五代的运营情况为重点展开分享。

第四代热玛吉 Thermage 平台拥有着 15 年的发展史，作为射频紧肤除皱技术的先驱者，其致力于不断革新改进射频技术。第四代热玛吉 Thermage 平台是 FDA 唯一认可一次治疗就可以达到除皱、紧肤、紧致、提升的设备，是其他任何以抗衰为主题的设备无法比拟的。

提高热玛吉 Thermage 品牌内容的认知度，加大规范化、专业化、理性化的传播力度，制订合理的销售方案，整理合理的销售话术，建立全方位的案例库以及消费心态的研讨，使医美机构从内部气质到外部延展都能够很好地去把控，这样地从根本的营销运营管理，促使该品相将利润发挥到最大化。

那么，如何将消费者对该产品品牌内容的认知及机构对该品牌内容的推广贯穿于一条线，铺垫到市场，让消费者抓到产品信息的核心点呢？

每个医美项目的营销运营都是需要有充足而周密的计划和准备的，不能一拍脑袋，更不是一个简单的流程。

首先，热玛吉 Thermage 的运营营销铺垫准备工作分为如下步骤：

（1）前后端人员的准备：渠道运营（此渠道非传统渠道，如：新氧、点评、三方、百度等），线上咨询，现场咨询，专家助理，操作医师。

（2）产品的政策节奏（政策跟踪执行的时间节点）。

（3）新老顾客的铺垫：线上营销宣传、顾客的筛选、咨询铺垫、邀约到院、老客铺垫转化。

（4）院内承接的准备：接待流程，院内氛围的渲染（案例陈列、文案展示、专家展示），咨询间的管理，科室治疗间的管理，项目的接诊流程。

以上每个板块都必须做到无缝衔接，营销运营最终的效果才能得到基本的保证。

以下我来条分缕析，详细分享。

# 1　前后端人员准备

员工专业形象毫无疑问是机构形象的直接代言人，除了员工本身的形象管理（着装得体、言语轻柔、行为有礼）能使顾客产生认同、好感，更加重要的是顾客对员工的专业素养的信任，所以从渠道的对外展示，到线上咨询和现场咨询的统一话术，再到专家对咨询的设计方案的认可，都是非常重要的。

## 1.1　来院渠道运营

对产品本身热度的了解，竞品分析，产品的预算管理，时间周期的管理（执行进度），产品核心卖点提炼（技术、设备、专家），多维度的产品专业展示梳理（技术、设备、专家），该产品线上运营（产品的曝光度），结合顾客来院渠道的各个属性，进行流量获取（如：点评是针对于店铺的曝光来带动产品的曝光增加产品的流量；新氧是通过产品的曝光以及产品相关联的维度，如日记、医师等来带动产品的流量；搜索引擎：通过搜索关键词（热玛吉）及长尾词（热玛吉的效果怎么样？）及相关适应证来增加项目的流量等）。

## 1.2　线上咨询

咨询工具的准备（案例展示、话术整理），项目专业咨询话术培训，客户的标签管理，专家的信息掌握，竞品了解，方案的掌握。

### 1.3　现场咨询

咨询工具的准备（案例展示，话术整理），项目专业咨询话术培训，核心卖点的掌握，自我形象管理，顾客术前评估，方案的了解，个性化的设计，专家的承接信息掌握，竞品了解，对产品本身的自信，客户标签的管理。

### 1.4　专家助理

项目的话术培训，核心卖点的掌握，老顾客的铺垫，专家与咨询与顾客之间的桥梁建设，术中的顾客情绪管理，术后的回访邀约管理，项目的铺垫管理。

### 1.5　操作医师

热玛吉的操作医师必须是经过热玛吉医疗规范专业操作培训，才能保证治疗效果的最大化以及降低术后并发症的发生概率，从而提高顾客的满意度。热玛吉操作医师的认证环节将确保医师具有一定水平资质，树立其权威性，给到顾客最基本的保障，使顾客更加放心地接受治疗，进一步地保证了治疗的安全性和效果的最大化，避免很多潜在的医疗纠纷发生。

总之，各岗位人员分工要合理明确，紧密配合，做到前后端，线上线下协调统一。

## 2.　产品的政策节奏（以月为限期）

### 2.1　运营政策节奏

（1）第一周（前5天）：单品项预热全月度活动政策，关联小套餐预热。

（2）第二周（10天）：关联小套餐售卖，反季节预售，专家档期告知，节日性套餐售卖。

（3）第三周（10天）：综合套餐售卖，反季节综合套餐。

（4）第四周（10天）：单品下个月的预热，其他基础品相及跨科室的联动开发囤货。

### 2.2　全月运营政策要点

（1）取消单品项低价类项目的线上展示及售卖，上调价格及次数。

（2）预设增加产品卖点活动内容及产品卖点活动预热，提升产品折扣。

（3）落实产品的升单转化路径及落实激励政策，明确升单的奖励与处罚机制。

（4）梳理阶段性老顾客，整理顾客画像，为项目做铺垫。

（5）推动专家参与品相方案及套餐的制定及审核环节，加大院内套餐及政策宣导事宜。

# 3　新老顾客铺垫

## 3.1　在实际的线下限期活动中进行层层铺垫，然后一步一步地引导客户实现成交

通常咨询销售人员应该首先利用网络宣传、产品介绍、案例分享使顾客认同并接受对产品的需求，这是第一层铺垫，如果客户认为他根本没有这方面的需求，那么其他步骤将无法进行下去。

**新顾客**：网站、平台、微信等网络平台上产品介绍，效果图片的渲染；热玛吉微信软文模板、素材图片、案例对比提供。

通过线上宣传铺垫后，咨询销售人员（线上）可通过判断，筛选出合适的顾客群体，进行顾客画像，针对不同的顾客进行不同的服务，增强顾客的服务体验感：

（1）感兴趣的顾客：可直接引导引见专家面诊，通过个性化诊疗方案设计及优惠活动促使成交。

（2）徘徊的顾客，探索顾客的疑虑点，并且通过具体的询问和相对应的沟通技巧化解顾客的不满和疑虑，一步一步地引导顾客对热玛吉品相的认可，且接受热玛吉的治疗价值。

（3）陌生的顾客，则进行产品植入，引起顾客的兴趣，在认同需求的基础上将陌生顾客引导为感兴趣的顾客。

**老顾客**：专家助理的主战场。

在此环节，针对科室老顾客有效梳理客群关系并构建转型新型服务体系（传统是以咨询为主导的服务体系，转型为医师 / 护士 / 专家助理联动咨询的顾客服务体系）就显得比较重要了。分享一下：目前，微信管理相对比较好操作，但就是不太好落地，执行非常简单，但就是要坚持。

## 3.2　微信管理过程

**A: 添加顾客微信**：

（1）顾客已在医院体验了项目，对医院有认知。

（2）医护人员已经为顾客操作了项目，顾客对医护人员有信任感。

（3）专家助理告知顾客注意事项并铺垫联合治疗项目，跟踪回访顾客术后及项目需求以及治疗时间的邀约 。

**B: 规范客户名称备注**：

（1）空格隔开，方便查询提取。

（2）力求字符简短，不要备注电话，电话可写在"设置备注和标签"栏的电话号码栏。

（3）姓名 – 卡号 – 治疗项目 – 医师 – 铺垫项目 – 操作日期：例如：文轩 –12345– 菲洛嘉 –W–K 热玛吉超皮秒 5.2。

注意：医师的简称：（W、S、t、z……）；二开代码：k; 项目名称备注统一，方便提取同类项。

**C: 规范客户标签备注**：

根据顾客已做项目、咨询归属、医师归属、意向、年龄组等信息做好标签备注。

**D: 善用微信描述功能：**

用微信描述功能记录更细节具体的顾客信息，如生日、喜好、名片、治疗效果对比等。

**E: 热玛吉项目回访**

（1）回访要素：

◆热玛吉项目效果周期长。

◆根据回复节点安排不同岗位职能人员在固定时间回访，包括专家助理、护士、顾问、会员中心等，在不同阶段给予顾客差异化关怀。

◆从术后第二天开始，半年为一个有效回访周期。

◆加入医师回访环节，让顾客感受到专业与重视。

◆在医师回访之前，护士 / 专家助理提前给顾客铺垫一下医师将要进行回访，提高医师回访的成功率。

（2）回访内容设置：

◆文字总结告知注意事项，让顾客知晓且理解。

◆便于储存统计，后期回访更加便捷。

◆形成名字备注再开发项目方便管理。

◆形成聊天记录便于未来掌握顾客的客情。

**F: 项目铺垫统计表（参考）**

| 专家助理 × 月微信顾客铺垫项目统计表 | | | |
|---|---|---|---|
| | A 助理 | B 助理 | C 助理 | 总计 |
| 热玛吉铺垫数 | | | | |
| M22 铺垫数 | | | | |
| 菲洛嘉铺垫数 | | | | |
| 英诺小棕瓶铺垫数 | | | | |
| 黄金微针铺垫数 | | | | |
| 线雕铺垫数 | | | | |
| 玻尿酸注射铺垫数 | | | | |

**G: 微信预约管理：**

确认顾客时间，协调可控时间，以确保预约顾客到院不等待。

**H: 每天微信群以日报形式汇报，并截图，防止员工虚报数据**

**I: 专家助理微信管理月报：**

| ××医院/科室××月客服微信管理报表 | | | | | | | | | | | | | |
|---|---|---|---|---|---|---|---|---|---|---|---|---|---|
| 客服 | 本月服务顾客量 | 本月初诊 | 疗程客户 | 本月朋友圈推送量 | 本月点赞量 | 本月评论量 | 本月回访数 | 重点项目铺垫 | | | | 微信数量 | |
| | | | | | | | | 热玛吉 | 线雕 | 菲洛嘉 | 小棕瓶 | 微信本月增加人数 | 微信总人数 |
| A | | | | | | | | | | | | | |
| B | | | | | | | | | | | | | |
| C | | | | | | | | | | | | | |
| 合计 | | | | | | | | | | | | | |

**J: 满意度调查表：**

| ××（热玛吉）项目满意度调查表 | | | | | | | | | | | | | |
|---|---|---|---|---|---|---|---|---|---|---|---|---|---|
| 顾问 | 卡号 | 姓名 | 医师 | 护士 | 客服 | 治疗项目 | 来院渠道 | 顾客地区 | 效果类意见建议反馈 | 被表扬员工 | 调查人 | 调查日期 |
| | | | | | | | | | | | | |
| | | | | | | | | | | | | |
| | | | | | | | | | | | | |

通过线下铺垫后、专家助理及现场咨询还有医师通过判断，筛选出合适的顾客群体，进行术前面诊、术前评估、方案的设定。

顾客方案设定及治疗要遵循提高顾客治疗满意度为原则，医师要把控标准化操作的点：①顾客的筛选：有无治疗禁忌证，面部状态的评估，适当的期望值，获取顾客"在意的区域"，告知在意的位置可能呈现的效果及加强治疗，医师和顾客双方达成一致；②管理顾客的期望值：术前，医师要合理地引导顾客的心理建设，对顾客的期望值要做出适当的调整，明确告知效果的呈现值及可影响因素；③良好的拍照方案：除开术前术后的标准照片采集，术中的照片采集也是很重要的，因为热玛吉的即刻效果是全部疗效的 20% ~ 30%，所以建议治疗完一侧脸颊，就引导顾客拍照且手持镜观察即刻的紧致及提拉效果。

# 4　院内承接准备

环境准备主要在于院内氛围的渲染，同时注重热玛吉的相关展示，把热玛吉的品牌文化、产品价值、案例展示、模特视频等其他有利于机构及产品宣传的要素通过展板、易拉宝、广告机、电视视频等手段充分体现出来，以烘托院内的气氛。

视觉效应，营造现场氛围。利用产品宣传短片循环播放、产品 X 展架、彩页、案例视频及照片播放及专家介绍海报营造现场视觉冲击效果，增大热玛吉的认知度，引起顾客的兴趣。

事实证明：长期播放形象短片，顾客主动咨询率高出 50%，顾客的成交率高出 30%，咨询师 / 专家助理铺垫容易度高出 40%。

效果冲击，直抵顾客需求。典型的案例输出在整个营销过程中起到画龙点睛的作用，通过典型的优质案例、现场说法来证实热玛吉确实和所宣传及铺垫的效果一样（还是强调个体差异），从而刺激顾客的购买欲望，促使适应人群选择治疗。

咨询室管理，据调查统计，约有 3/4 的消费行为都是在消费场所决定的，也就是说，大多数顾客的消费行为在很大程度上受消费环境及氛围的影响。鉴于此，除了通过专业化形象咨询室、专业操作室、专业员工素养提升医院的形象外，现场咨询手册和各类彩页也可以体现第四代 Thermage 平台的尊贵与细致，诱发其好奇心。

销售顾问应对顾客提出的问题准备统一话术，应由院内专家和科室运营按照本院的情况，收集问题，整理话术（参考厂家提供）。不能一味参考厂家提供，反而失去了灵魂，避免因准备不充分造成的顾客现场不信任，从而影响项目的成交。

治疗室管理：温馨、干净、整洁、安静、温度适宜、光线适宜、是否能装扮主题（因地制宜）。

以上就是关于热玛吉项目的运营思路的一些经验分享，包括术前准备—术中情绪管理—术后护理—回访管理，这套 SOP 希望可以抛砖引玉，为大家带来一些运营与流程管理方面的思考。

现在，我们是不是有些可执行的思路了？

那我们动起来吧，热情满满，马（玛）力十足，共创佳绩（吉）！